The Manual
心不全のセット検査

編集 猪又孝元 北里大学北里研究所病院循環器内科教授

編集協力 久保　亨 高知大学医学部老年病・循環器内科学講師
衣笠良治 鳥取大学医学部病態情報内科学講師
奥村貴裕 名古屋大学医学部附属病院重症心不全治療センター
病院講師

MEDICAL VIEW

本書では，厳密な指示・副作用・投薬スケジュール等について記載されていますが，これらは変更される可能性があります。本書で言及されている薬品については，製品に添付されている製造者による情報を十分にご参照ください。

Examination for Heart Failure Management
(ISBN978-4-7583-1448-0 C3047)

Editor : Takayuki Inomata
Asociate Editors : Toru Kubo
　　　　　　　　　Yoshiharu Kinugasa
　　　　　　　　　Takahiro Okumura

2019. 4. 1 1st ed.

©MEDICAL VIEW, 2019
Printed and Bound in Japan

Medical View Co., Ltd.
2-30 Ichigayahonmuracho, Shinjyukuku, Tokyo, 162-0845, Japan
E-mail　ed@medicalview.co.jp

はじめに

　いまや診療媒体は，ほぼ電子カルテ，通称「電カル」へと置き換わりました。その結果，カルテのコピー＆ペースト（コピペ）の氾濫など，医師の思考過程の単純化を招く弊害ばかりが叫ばれます。しかし，特有なメリットもあるように思えます。なかでも電カル的な作業形態は，診療の標準化を導きやすいものです。クリニカルパスが好例でしょう。

　心不全は多種多様の病態像を呈すため，テイラーメイド診療とのかけ声を隠れ蓑に，標準化が図られにくい診療風土があります。しかし，時間軸という特性を有する心不全診療では，常に基準となるコントロールデータを意識し，先々をも見通すサロゲートマーカを眺めながら管理を最適化せねばなりません。しかし，気付いたときには比較に必要なベースライン値が取られておらず，呆然とする光景が繰り返されています。心不全診療こそ，チェックリストにも通ずるパターン化が必要悪として求められます。この考え方は，基礎心疾患の診断アルゴリズムにもいえることでしょう。

　ガイドラインは概念を世に示しますが，現場にはそれを具現化するマニュアルが必要です。本書は，心不全やその原因疾患の検索に関わる診断アルゴリズムや検査セットをまとめたHow-to本です。武芸など「形（カタ）から入る」成長法は，われわれ日本人が得意とする手はずかと思います。本書を日常の心不全診療のスタートラインとして気軽に活用し，ぜひ次段階への足がかりを作っていただきたいと願っています。

2019年2月

編者を代表して
北里大学北里研究所病院循環器内科教授

猪又孝元

CONTENTS

I 心不全の検査はどうあるべきか

心不全の検査はどうあるべきか 2
（猪又孝元）

「点」や「線」ではない、「面」としての心不全管理 ～新たな心不全ガイドラインを読み解く～ 2
心不全管理の軸をなすデータを押さえる 4
除外診断という名の診療スキル 4
電子カルテ時代の「形（カタ）にはめる」診療 5

II 心不全の時間軸に基づくセット検査

急性心不全の入院時セット 8
（衣笠良治）

入院時検査のフローチャート 8
診断の考え方 8
急性心不全入院時に必要な検査の進め方とコツ 9
注意すべき病態の診断と対応 11
心エコー図による血行動態の評価 12
Tips & Pitfalls 13
CHECK! 急性心不全 入院時のセット検査 14

急性心不全の経過中セット 15
（衣笠良治）

経過中検査のフローチャート 15
診断の考え方 15
急性心不全経過中に必要な検査の進め方とコツ 16
治療効果の予測・効果判定の指標 17
治療に伴う副作用・合併症のモニタリング 17
Tips & Pitfalls 19
CHECK! 急性心不全 経過中のセット検査 20

急性心不全の退院時セット 21
（衣笠良治）

退院時検査のフローチャート 21
診断の考え方 21
急性心不全退院時に必要な検査の進め方とコツ 21
外来管理に用いる退院時指標 24
心エコー図によるリスクの層別化 24
Tips & Pitfalls 25
CHECK! 急性心不全 退院時のセット検査 26

慢性心不全の初診時セット 27
（大谷朋仁）

初診時検査のフローチャート 27
診断の考え方 28
慢性心不全に必要な検査の進め方とコツ 28
心不全の診断時に注意すべき点 30
心エコー図による評価時の注意点 31
病態と検査の関係 31
Tips & Pitfalls 32
CHECK! 慢性心不全 初診時のセット検査 33

慢性心不全の経過中セット 35
（大谷朋仁）

経過中検査のフローチャート 35
診断の考え方 35
慢性心不全に必要な検査の進め方とコツ 36
検査のタイミングと間隔 38
Tips & Pitfalls 39
CHECK! 慢性心不全 経過中のセット検査 40

ザ・マニュアル 心不全のセット検査　目次

III 心臓の病型に基づくセット検査

拡張型心筋症様心臓（奥村貴裕） 42

- 検査・診断のフローチャート　42
- 診断の考え方　43
- 検査の選び方・進め方　43
- Tips & Pitfalls　46
- **CHECK! 拡張型心筋症様心臓のセット検査** 47

肥大型心筋症様心臓（久保　亨） 48

- 検査・診断のフローチャート　48
- 診断の考え方　49
- 検査の選び方・進め方　49
- Tips & Pitfalls　52
- **CHECK! 肥大型心筋症様心臓のセット検査** 53

弁膜異常（春木伸彦） 54

- 検査・診断のフローチャート　54
- 診断の考え方　54
- 検査の選び方・進め方　55
- Tips & Pitfalls　59
- **CHECK! 弁膜異常による心不全のセット検査** 60

肺高血圧症（中摩健二） 61

- 検査・診断のフローチャート　61
- 診断の考え方　62
- 検査の選び方・進め方　63
- Tips & Pitfalls　66
- **CHECK! 肺高血圧症のセット検査** 67

心膜液（高岡慶光・水野　篤） 68

- 検査・診断のフローチャート　68
- 診断の考え方　69
- 検査の選び方・進め方　69
- Tips & Pitfalls　72
- **CHECK! 心膜液のセット検査** 73

胸水・腹水（黄　世捷・木田圭亮） 74

- 胸水・腹水検査の意義　74
- 漏出液（transudate）　74
- 検査・診断のフローチャート　75
- 滲出液（exdudate）　76
- Tips & Pitfalls　78
- **CHECK! 胸水・腹水のセット検査** 79

IV 原因疾患に基づくセット検査

心筋炎（木村朋生・中村一文） 82

- 確定診断のフローチャート　82
- 診断の考え方　82
- 検査の進め方とコツ　83
- Tips & Pitfalls　85
- **CHECK! 心筋炎のセット検査** 86

心臓サルコイドーシス（矢﨑善一） 87

- 確定診断のフローチャート　87
- 診断の考え方　88
- 検査の進め方とコツ　88

CONTENTS

  ステロイド投与後の経過観察 90
  📄 Tips & Pitfalls 91
 CHECK! 心臓サルコイドーシスのセット検査 92

心臓アミロイドーシス（泉家康宏） 93
 確定診断のフローチャート 93
  診断の考え方 94
  検査の進め方とコツ 94
  📄 Tips & Pitfalls 96
 CHECK! 心臓アミロイドーシスのセット検査 97

ファブリー病（久保 亨） 98
 確定診断のフローチャート 98
  診断の考え方 98
  検査の進め方とコツ 99
  📄 Tips & Pitfalls 101
 CHECK! ファブリー病のセット検査 102

膠原病（馬場裕一・谷口義典） 103
 検査・診断のフローチャート 103
  診断の考え方 104
  検査の進め方とコツ 104
  📄 Tips & Pitfalls 107
 CHECK! 膠原病のセット検査 108

神経筋疾患（筋ジストロフィー） 109
（滝川智信・安間文彦）
 確定診断のフローチャート 109
  診断の考え方 110
  検査の進め方とコツ 110
  📄 Tips & Pitfalls 112
 CHECK! 筋ジストロフィーのセット検査 113

ミトコンドリア病（武田充人） 114
 確定診断のフローチャート 114
  診断の考え方 115
  検査の進め方とコツ 115
  📄 Tips & Pitfalls 118
 CHECK! ミトコンドリア病のセット検査 119

V セットに用いる検査項目を理解する

BNP/NT-proBNP（川上利香） 122
 異常値が出るメカニズムと
 その臨床的意義 122
 心不全における
 BNP/NT-proBNPの測定 122
  📄 Tips & Pitfalls 125
 CHECK! BNP/NT-proBNP検査の
 ポイント 126

心筋トロポニン（佐藤幸人） 127
 異常値が出るメカニズムと
 その臨床的意義 127
 急性心不全におけるトロポニン測定 128
 慢性心不全におけるトロポニン測定 129
  📄 Tips & Pitfalls 129
 CHECK! 心筋トロポニン検査のポイント 130

腎機能と尿検査（林　宏樹） 131

- 異常値が出るメカニズムと
  その臨床的意義 　131
- 急性心不全における腎機能障害（CRS 1型）：
  腎機能検査と尿検査 　132
- 慢性心不全における腎機能障害（CRS 2型）：
  腎機能検査と尿検査 　134
  - Tips & Pitfalls 　134
- **CHECK!** 腎機能検査と尿検査のポイント 　135

肝機能（谷口達典） 136

- 異常値が出るメカニズムと
  その臨床的意義 　136
- 心不全における肝機能の評価 　136
  - Tips & Pitfalls 　138
- **CHECK!** 肝機能検査のポイント 　139

電解質（森　建文） 140

- 異常値が出るメカニズムと
  その臨床的意義 　140
- 心不全における電解質異常検査の実際 　142
  - Tips & Pitfalls 　143
- **CHECK!** 電解質検査のポイント 　145

凝固線溶系マーカー（竹下享典） 146

- 異常値が出るメカニズムと
  その臨床的意義 　146
  - Tips & Pitfalls 　149
- **CHECK!** 凝固線溶系マーカー検査の
  ポイント 　150

心エコー図検査（泉　知里） 151

- 異常所見が出るメカニズムと
  その臨床的意義 　151
- 急性心不全における
  心エコー図検査の実際 　151
  - Tips & Pitfalls 　153
- **CHECK!** 心エコー図検査のポイント 　154

心臓MRI（中森史朗） 155

- 異常所見が出るメカニズムと
  その臨床的意義 　155
- 心不全における心臓MRI検査の実際 　157
  - Tips & Pitfalls 　158
- **CHECK!** 心臓MRI検査のポイント 　159

心筋シンチグラフィ／PET 160
（田原宣広）

- 異常所見が出るメカニズムと
  その臨床的意義 　160
- 心不全における心筋シンチグラフィ／
  PET検査の実際 　162
- 心筋シンチグラフィ／PET検査の
  トピックス 　163
  - Tips & Pitfalls 　163
- **CHECK!** 心筋シンチグラフィ／PET検査の
  ポイント 　164

略語一覧

A

ACE	angiotensin-converting enzyme	アンジオテンシン変換酵素
ACT	activated clotting time	活性化全血凝固時間
ADA	adenosine deaminase	アデノシンデアミナーゼ
AKI	acute kidney injury	
ANCA	anti-neutrophil cytoplasmic antibody	抗好中球細胞質抗体
APTT	activated partial thromboplastin time	活性化部分トロンボプラスチン時間
AS	aortic stenosis	大動脈弁狭窄症
ASH	asymmetric septal hypertrophy	非対称性中隔肥厚
AVA	aortic valve area	大動脈弁口面積

B

BMD	Becker muscular dystrophy	ベッカー型筋ジストロフィー
BMIPP	^{123}I-β methyliodophenyl pentadecanoic acid	
BNP	brain natriuretic peptide	脳性ナトリウム利尿ペプチド

C

CK	creatine kinase	クレアチンキナーゼ
CK-MB	creatine kinase-MB	クレアチンキナーゼMB分画
CKD	chronic kidney disease	慢性腎臓病
CONUT	controlling nutrition status	
COPD	chronic obstructive pulmonary disease	慢性閉塞性肺疾患
CPEO	chronic progressive external ophthalmoplegia	慢性進行性外眼筋麻痺症候群
CPFE	combined pulmonary fibrosis and emphysema	気腫合併肺線維症
CRS	cardiorenal syndrome	心腎症候群
CRT	cardiac resynchronization therapy	心臓再同期療法
CTEPH	chronic thromboembolic pulmonary hypertension	慢性血栓塞栓性肺高血圧症

D

DCM	dilated cardiomyopathy	拡張型心筋症
DLco	diffusing capacity for carbon monoxide	肺拡散能
DMD	Duchenne muscular dystrophy	デュシェンヌ型筋ジストロフィー
DOAC	direct oral anticoagulants	直接経口抗凝固薬
DSE	low dose dobutamine stress echocardiography	低用量ドブタミン負荷心エコー図検査
DVT	deep vein thrombosis	深部静脈血栓症

E

eGFR	estimate glomerular filtration rate	推算糸球体濾過量
ENA	extractable nuclear antigen	可溶性核抗原
ERO	effective regurgitant orifice	有効逆流弁口
ESR	erythrocyte sedimentation rate	赤血球沈降速度

F

FAC	fractional area change	右室内腔面積変化率
FLC	free light chain	遊離軽鎖

G

GGO	ground-glass opacity	スリガラス様陰影
GNRI	geriatric nutritional risk Index	

H

HCM	hypertrophic cardiomyopathy	肥大型心筋症
HIT	heparin-induced thrombocytopenia	ヘパリン起因性血小板減少症
HRCT	high-resolution computed tomography	高分解能CT
hs-TnI	high sensitive troponin I	高感度トロポニンI
hs-TnT	high sensitive troponin T	高感度トロポニンT

I

IABP	intra aortic balloon pumping	大動脈内バルーンパンピング
IDCM	idiopathic dilated cardiomyopathy	特発性拡張型心筋症
IL-2R	interleukin-2 receptor	インターロイキン-2受容体
IPF	idiopathic pulmonary fibrosis	特発性肺線維症
IVC	inferior vena cava	下大静脈

K

KSS	Kearns-Sayre syndrome	カーンズ・セイヤー症候群

	L	
LDH	lactate dehydrogenase	乳酸脱水素酵素
LGE	late gadolinium enhancement	ガドリニウム造影遅延像
LGMD	limb-girdle muscular dystrophy	肢帯型筋ジストロフィー
LVEF	left ventricular ejection fraction	左室駆出率
	M	
MELAS	mitochondrial myopathy, encephalopathy, lactic acidosis, and stroke-like episodes	
MERRF	myoclonus epilepsy associated with ragged-red fibers	
MIBG	metaiodobenzylguanidine	メタヨードベンジルグアニジン
MNA	mini nutritional assessment	
MR	mitral regurgitation	僧帽弁閉鎖不全症
MyD	myotonic dystrophy	筋強直性ジストロフィー
	N	
NYHA	New York Heart Association	ニューヨーク心臓協会
	P	
PAH	pulmonary arterial hypertension	肺動脈性肺高血圧症
PAS	periodic acid Schiff	過ヨウ素酸シッフ
PAWP	pulmonary artery wedge pressure	肺動脈楔入圧
PCH	pulmonary capillary hemangiomatosis	肺毛細血管腫症
PCPS	percutaneous cardiopulmonary support	経皮的心肺補助装置
PH	pulmonary hypertension	肺高血圧症
PISA	proximal isovelocity surface area	近位部等流速表面
PNI	prognostic nutritional index	
PT	prothrombin time	プロトロンビン時間
PTH	parathyroid hormone	副甲状腺ホルモン
PT-INR	prothrombin time-international normalized ratio	プロトロンビン時間国際標準比
PVOD	pulmonary veno-occlusive disease	肺静脈閉塞症
	R	
RVEDP	right ventricular end-diastolic pressure	右室拡張終末期圧
RVSP	right ventricular systolic pressure	右室収縮期圧
	S	
SAAG	serum-ascites albumin gradient	血清 - 腹水アルブミン濃度差
SEAG	serum-effusion albumin gradient	血清 - 胸水アルブミン濃度差
sIL-2R	soluble interleukin-2 receptor	可溶性インターロイキン - 2受容体
SPECT	single photon emission computed tomography	単一光子放射断層撮影
SV	stroke volume	一回拍出量
	T	
TAPSE	tricuspid annular plane systolic excursion	三尖弁輪収縮期移動距離
TAVI	transcatheter aortic valve implantation	経カテーテル的大動脈弁移植術
TEE	transesophageal echocardiography	経食道心エコー図検査
TR-PG	transtricuspid pressure gradient	三尖弁圧較差
TSH	thyroid stimulating hormone	甲状腺刺激ホルモン
TTE	transthoracic echocardiography	経胸壁心エコー図検査
TTKG	transtubular K gradient	
	U	
UN	urea nitrogen	窒素酵素
	V	
VTI	velocity-time integral	時間速度積分値
	W	
WPW 症候群	Wolff-Parkinson-White syndrome	ウォルフ・パーキンソン・ホワイト症候群
WRF	worsening renal function	
	数字	
^{18}F-FDG PET	fluorodeoxyglucose-positron emission tomography	フルオロデオキシグルコース陽電子放射断層撮影
^{67}Ga	Ga-67 citrate	クエン酸ガリウム
^{99m}Tc	technetium-99m	テクネチウム -99m

執筆者一覧

編集

猪又 孝元　北里大学北里研究所病院循環器内科教授

編集協力

久保　亨　高知大学医学部老年病・循環器内科学講師
衣笠 良治　鳥取大学医学部病態情報内科学講師
奥村 貴裕　名古屋大学医学部附属病院重症心不全治療センター病院講師

執筆者（掲載順）

猪又 孝元　北里大学北里研究所病院循環器内科教授
衣笠 良治　鳥取大学医学部病態情報内科学講師
大谷 朋仁　大阪大学大学院医学系研究科循環器内科学講師
奥村 貴裕　名古屋大学医学部附属病院重症心不全治療センター病院講師
久保　亨　高知大学医学部老年病・循環器内科学講師
春木 伸彦　松江赤十字病院循環器内科
中摩 健二　日本医科大学武蔵小杉病院循環器内科
高岡 慶光　聖路加国際病院心血管センター
水野　篤　聖路加国際病院心血管センター
黄　世捷　聖マリアンナ医科大学循環器内科
木田 圭亮　聖マリアンナ医科大学薬理学准教授
木村 朋生　岡山大学大学院医歯薬学総合研究科循環器内科学
中村 一文　岡山大学大学院医歯薬学総合研究科循環器内科学准教授
矢﨑 善一　佐久総合病院佐久医療センター副院長兼循環器内科部長
泉家 康宏　大阪市立大学大学院医学研究科循環器内科学准教授
馬場 裕一　高知大学医学部老年病・循環器内科学
谷口 義典　高知大学医学部内分泌代謝・腎臓内科学
滝川 智信　名古屋大学大学院医学系研究科循環器内科学
安間 文彦　国立病院機構鈴鹿病院副院長・循環器内科
武田 充人　北海道大学大学院医学研究科小児科学分野
川上 利香　奈良県立医科大学循環器内科講師
佐藤 幸人　兵庫県立尼崎総合医療センター循環器内科科長
林　宏樹　藤田医科大学医学部腎臓内科学准教授
谷口 達典　大阪大学大学院医学系研究科循環器内科学
森　建文　東北医科薬科大学医学部腎臓内分泌内科教授
竹下 享典　埼玉医科大学総合医療センター中央検査部准教授
泉　知里　国立循環器病研究センター心臓血管内科心不全科部長
中森 史朗　三重大学大学院医学系研究科循環器・腎臓内科学
田原 宣広　久留米大学医学部内科学講座心臓・血管内科部門／
　　　　　久留米大学病院循環器病センター准教授

I

心不全の検査は
どうあるべきか

I 心不全の検査はどうあるべきか

心不全の検査はどうあるべきか

猪又孝元（北里大学北里研究所病院循環器内科）

「点」や「線」ではない，「面」としての心不全管理
～新たな心不全ガイドラインを読み解く～

　2018年3月，わが国において新たな心不全診療ガイドラインが公表された[1]。これまでの急性と慢性とが一体化されたため，そのフォーマット変更に脚光があたっている。しかし，新ガイドラインの本質はそれだけに留まらない。幾多の変遷を経て，現時点で心不全管理をどのように捉え，さらに今後，どのような心不全診療を目指すべきか－概念と目標－が明示されている。主たるメッセージは，以下の2点と考えられる。

①心不全という名の時間軸

　四半世紀前まで，心不全治療は1つしかなかった。血行動態を改善させ，「目に見えて」患者の症状や徴候をよくする「点」としての治療である。しかし，強心薬を代表として，「点」の治療は必ずしも予後を改善させなかった。一方，時を同じくして大規模臨床試験に基づくエビデンスの時代が到来した。個人レベルでは「目に見えない」予後をACE阻害薬やβ遮断薬が改善させることが実証され，心不全治療は「線」としての治療へと歩みを進めた。

　心不全の病態は，2つの時間軸で進んでいる（図1）。1つは，進行性にゆっくりと悪化を続ける長期的な時間軸である。もうひとつは，単発的に急性増悪が生じ，ゆっくりと進む悪化の下り坂をさらに急峻化させる短期付加的な時間軸である。これまで「急性」と「慢性」とに分別されたこの両者は常に絡み合い，同時進行的に個々の時間軸を形成する。ところで，PCIにしてもアブレーションにしても，はたまた循環器救急にしても，循環器治療の多くは「点」である。概して循環器医は，「点」には途方もない力を発揮するが，「線」の見立てと手立てには苦手意識を有している。

② 心不全の原因と修飾要因

　心不全という名称は，病名ではなく状態名である。結果として心不全という状態をきたす原因があり，また修飾要因がある。結果としての「状態」，そして「原因」としての基礎疾患－心不全に限らないが－，この大きな「2つのヤマ」をまず意識することこそが，病態把握における重要な第一歩である（図2）。すなわち，時間軸の各ポイントで原因疾患や修飾要因が絡まり，「線」に留まらず「面」を形成して心不全はその病態を構成している。

　基礎心疾患という「原因」への介入治療の発展が目覚ましい。古くは虚血性心疾患に対するPCIに始まり，不整脈へのアブレーション，そして弁膜症や先天性心疾患という構造異常に対するstructure heart diseaseへのカテーテル治療が次々に登場している。これ自体は大きな朗

図1 2つの時間軸を意識する

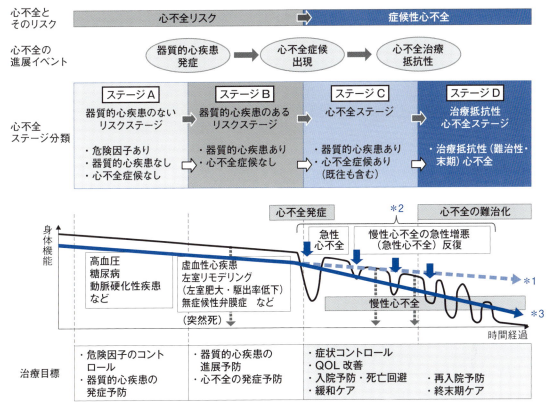

心不全の経時的変化は，進行性に悪化を続ける長期的な時間軸（＊1）と，単発的に急性増悪が生じ（＊2），悪化の下り坂をさらに急峻化させる短期付加的な時間軸（＊3）から構成される。

（厚生労働省：平成29年5月19日 第4回心血管疾患に関わるワーキンググループ資料より改変引用）

図2 病態の「2つのヤマ」を意識する

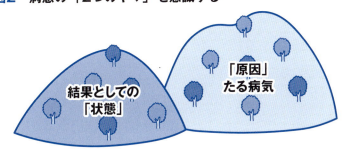

結果として，心不全という「状態」をきたす「原因」がある。

報であるが，ただし，これら1点介入が心不全を全くのバラ色に変えてしまえるとは限らない。心筋疾患にいたっては，病名は存在しても研究者の興味の対象に留まり，治療介入の可能性すら感じえない場合も少なくない。

　心不全を引き起こす原因病態についてわれわれは，実はほとんど理解できていない。その解明と治療への応用には，データの集積が必要である。ただし，臨床へフィードバックさせるには，これが「生きたデータ」でなくてはならない。そのためには，臨床現場でさまざまな疾患に遭遇した際に，どのような具体的データをどのタイミングで観察すべきなのか，一貫した指針が提示されねばならない。

心不全管理の軸をなすデータを押さえる

① コントロールデータ

　駆け出し時代の自分を振り返ると，自信のないときほど，何でもかんでも検査を突っ込んでいた。そんなときに限って，ポイントがずれたオーダーになるものである。「弱い犬ほどよく吠える」のことわざが頭にちらついた。有効かつ必要最低限の検査項目を知ることはすなわち，心不全の病態を識ることにほかならない。

　ところで，診断の組み立てには，データを比較するという基本技がある。例えば，顔色が悪い患者がいたとする。顔色が悪いとわかっても，いつもと違って顔色が悪いのか，あるいは，もともと顔色が同じく悪いだけなのか，で解釈や対応が異なる。そのためには，具合が悪くない元来の顔色を知っておく必要がある。診断をできるだけ間違い探しゲームにもっていくのである。重症心不全例でいうと，うっ血を解除する過程で低心拍出が出現しうるが，その把握はなかなかに難しい。低心拍出が示唆される乏尿が出現してから低心拍出指標を慌てて測定しても，もともと悪いのか，はたまた今回新たに出現したのかが判断しにくい。状態が安定した時点では必要性に乏しくとも，将来的にもし具合が悪くなったときのためにとっておくべき検査値，それこそが重要なコントロールデータである。

② サロゲートマーカ

　心不全管理の標的は，「予後」へとシフトした。目の前で命が左右される「目に見える」世界でのみ戦ってきた循環器医は，「目に見えない」予後の重要性は認識しつつも，実臨床でどう展開すべきかに日々自問自答している。これを打開する手法として，「目に見えない」治療効果を「目に見える」指標を使って予測したうえで，治療展開に結びつける試みが進んでいる。例えば，β遮断薬や心臓再同期療法（CRT）をはじめ，いまや低下した心機能を回復させる治療が一般化した。左室逆リモデリングと呼ばれる現象である。多くの大規模臨床試験を紐解くと，左室駆出率を10％以上向上させる治療法は，高い確率で予後を改善させる[2]。「目に見えない治療」でもたらされる効果が目に見える形で把握できたら，「目に見える治療」大好き人間の循環器医も興味をもって取り組めるであろう。これまでの循環器治療は一部，その場凌ぎ的な要素が否定しきれなかった。しかし，「先を見通す」新たな時間軸に，いまや心不全管理は乗り出そうとしている。その体系構築の基盤こそがサロゲートマーカである。

除外診断という名の診療スキル

① HFpEF とは何か

　心不全患者の増加が止まらない。心不全パンデミックとも呼ばれる。最大の背景は急速に進む超高齢化社会であり，そのなかで存在感を増すのが駆出率の保たれた心不全（HFpEF）である。ACE阻害薬やβ遮断薬といった予後改善薬を有する駆出率の低下した心不全（HFrEF）は，時代とともに予後の改善をみた。一方，予後改善薬が一向に見出せないHFpEFは，当然のことながら時代を経ても予後が改善する傾向はみられない。現場を守る臨床医は，利尿薬などでその場を凌ぐのみで，HFpEF患者に遭遇しても今ひとつやる気が起きない雰囲気が蔓延しつつある。

　しかし，ここで確認しておきたい。文字通りの「駆出率の保たれた」基礎心疾患は数えきれない。弁膜症に始まり肺高血圧症や収縮性心膜炎など，原因疾患に介入できるものも少なくない。HFpEFは，このような特定の心疾患を否定したうえで初めて呼称できる病態概念である。つまり，除外診断名である。その診断プロセスのなかで，俄然脚光を帯びることになりつつある疾患がある。これまで不治の稀少疾患としてみなされてきた心臓アミロイドーシスである。

従来HFpEFとみなされた症例の一部に心筋アミロイド沈着が疑われ，相当な罹患数が想定され始めた[3]。しかも，原因治療が開発され，診断的意義も高まっている。しかし，見出すための努力と方法に欠ければ，単なるHFpEF例として埋もれ，助け出せるものも助け出せない。

②心不全基礎疾患の診断に関わる現状

拡張型心筋症（DCM）もまた，代表的な除外診断名である。心筋収縮不全と左室拡張により，主に慢性心不全をきたす疾患群であるが，特定心筋症を除外した「ゴミ箱」的疾患名である。言い換えれば，除外診断の精度によりDCMとみなされる患者対象はいかようにも変わってくる。

ここで，わが国での現状をご紹介したい（図3）。2014年に心筋症診療を牽引する全国9施設に入院した患者のうち，心機能低下の原因精査の過程で虚血性心疾患が除外された左室駆出率50％以下の連続318例を後向きに調査した。基礎心疾患として大半は特発性拡張型心筋症との最終診断であったが，二次性心筋症を除外する目的で行われた検査項目をみると，心筋生検のみならず心筋トロポニンすら全例にほど遠く，MRIやシンチグラフィ，PETといった肝（キモ）となるべき心臓イメージングも半数に留まった。さらに，その実態は各施設間で大きなバラツキがあり，炎症系のイメージングと眼病変に代表される全身検索においてその傾向は顕著であった。いくらプロの施設といえども，現場に委ねた結果に生ずる思いつき的な診療態度の限界を示しており，心不全診療における診断のセットメニュー化の必要性を物語る。

電子カルテ時代の「形（カタ）にはめる」診療

現在の心不全診療のあり方を整理し，検査をセットメニュー化する意義を述べてきた。診療の標準化は電子カルテならではの得意領域であり，診療の複雑化および断片化を解決するヒントを与えてくれる。一方，現代の診療の善し悪しは，いかに俯瞰的に全体像を見ることができるかにかかっている。その意味で，まず形態などから心病態を層別化したうえで，一定のワークフローのもとに診断を進めていく「形（カタ）」が求められる。そのうえで，1つひとつの診断ツールをいかに使いこなすか，そのためには標的とする疾患群の特徴を把握し，検査値がもたらされるメカニズムを理解する必要がある。そのような背景を念頭に本書を読み進め，日常診療におけるベッドサイドの友として利用していただきたい。

文献

1) 日本循環器学会：急性・慢性心不全診療ガイドライン（2017年改訂版）（班長：筒井裕之）.
   http://www.j-circ.or.jp/guideline/pdf/JCS2017_tsutsui_h.pdf
2) Kramer DG, et al : J Am Coll Cardiol 56 : 392-406, 2010.
3) Mohammed SF, et al : JACC Heart Fail 2 : 113-122, 2014.

図3 拡張型心筋症（DCM）様病態における鑑別診断の実情

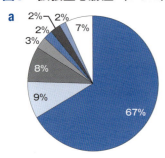

2014年にわが国の先進施設にて，基礎心疾患の鑑別診断が進められたDCM様病態の連続318例を検討した．大半は特発性拡張型心筋症との最終診断であったが（**a**），二次性心筋症を除外する目的で行われた検査項目にはバラツキが多く（**b**），各施設間の格差も大きかった（**c**）．

【謝辞】データ供与にご協力いただいた榊原　守，井手友美，大谷朋仁，鍋田　健，木田圭亮，久保　亨，馬場裕一，中村一文，奥村貴裕（敬称略）の各先生方に心より御礼申し上げます．

■ 特発性拡張型心筋症　N=212　　□ 高血圧性心疾患　N=28　　■ 心サルコイドーシス　N=27
■ 弁膜症　N=9　　■ 薬剤性心筋症　N=7　　■ 心筋炎　N=8
■ 頻脈誘発性心筋症　N=5　　□ その他　N=22

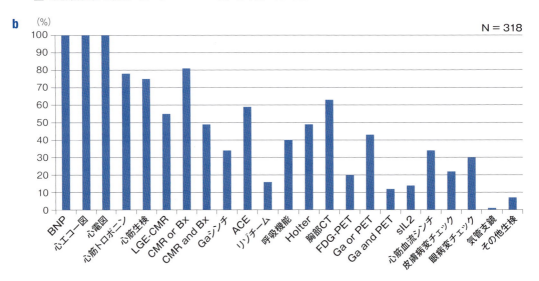

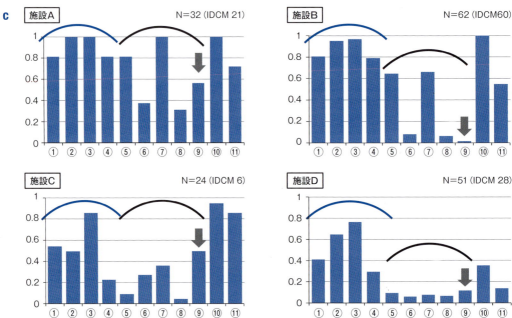

① LGE-CMR　② 心筋生検　③ CMR or Bx　④ CMR and Bx　⑤ Ga シンチ　⑥ FDG-PET
⑦ Ga or PET　⑧ Ga and PET　⑨ 眼病変のチェック　⑩ 心筋トロポニン　⑪ ACE

Ⅱ

心不全の時間軸に基づくセット検査

II 心不全の時間軸に基づくセット検査
急性心不全の入院時セット

衣笠良治（鳥取大学医学部病態情報内科学）

検査のポイント
- 急性心不全の治療は時間との勝負である。時間軸を意識して循環動態・呼吸状態と原因疾患・病態を速やかに評価する。
- 病態の評価は問診，身体所見，各種検査所見から総合的に判断し，系統だった評価を心がける。

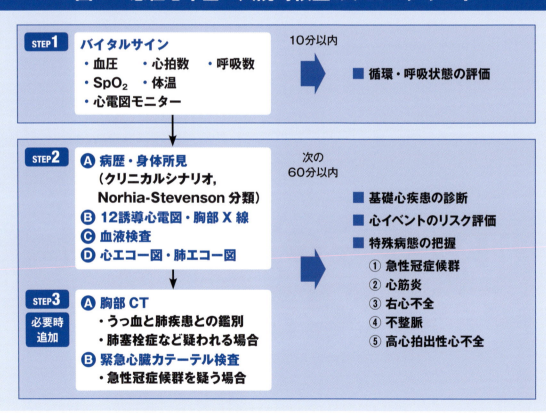

図1 急性心不全 入院時検査のフローチャート

診断の考え方（図1）

- 急性心不全の初期治療は，血行動態と酸素化を速やかに改善させることがゴールである。来院から10分以内にバイタルサインを評価して治療介入に移る[1]。
- 次の60分以内に病歴，身体所見，各種検査所見から心不全の原因疾患・病態を総合的に把握して各病態に応じた治療介入に移る[1]。

表1　心不全の予後リスクスコア

レジストリ名	対象	項目	予後予測
EFFECT	HFrEF/HFpEF	年齢，呼吸回数，収縮期血圧，BUN, Na, Hb, 認知症，慢性閉塞性肺疾患（COPD），肝硬変，悪性腫瘍など	30日・1年以内の死亡リスク
EHMRG	HFrEF/HFpEF	年齢，収縮期血圧，心拍数，SpO_2, K, Cr, BNP, 悪性腫瘍など	7日以内の死亡リスク
ADHERE	HFrEF/HFpEF	収縮期血圧，BUN, Cr	院内死亡のリスク

(Canadian Cardiovascular Society ホームページより引用)

- 心不全の原因疾患として緊急度が高く，特殊治療を要する病態を鑑別する。また，各指標から急性期の心イベントリスクを評価する（**表1**）。

急性心不全入院時に必要な検査の進め方とコツ（図1）

STEP 1

バイタルサイン

- 血圧，心拍数，呼吸数，SpO_2, 体温，心電図モニターをチェックして循環・呼吸状態を評価する（クリニカルシナリオ，**図2a**[2])。

STEP 2

A 病歴・重要な症状・徴候・身体所見

- 病歴・症状・徴候を速やかに評価する。
  (1) 心不全ステージ（心不全入院回数・NYHA分類）
  (2) 心不全症状・徴候（体重増加，胸痛，起座呼吸，発作性夜間呼吸困難，尿量低下，食欲不振など）
  (3) 増悪要因（血圧管理，感染，内服アドヒアランス，心不全増悪をきたす薬剤の投与歴，塩分・水分の過剰摂取，過労・ストレスなど）
  (4) 合併疾患（冠動脈疾患，高血圧，糖尿病，脂質異常症，慢性腎臓病，COPD，睡眠時無呼吸症候群，認知症・うつなど）
- 身体所見：うっ血・低灌流の有無を評価する。

> 頸静脈怒張（☞『急性・慢性心不全診療ガイドライン』p.22 図7[3] 参照），心雑音，Ⅲ音，Ⅳ音，呼吸音ラ音，喘鳴，四肢冷感，冷汗，末梢浮腫，意識低下，チアノーゼ（Nohria-Stevenson分類，**図2b**[4])

B 胸部X線・心電図検査

- 胸部X線：心拡大の有無，肺うっ血，胸水を評価する。
  (☞『急性・慢性心不全診療ガイドライン』p.22 図7[3] 参照)
- 心電図：心拍数・リズムをチェック，ST変化などから虚血性心疾患を除外する。

C 血液検査

- 各検査項目から(1)～(10)の病態を評価する。
  (1) 酸素化能・低灌流所見（血液ガス分析で pO_2, pCO_2, 乳酸値>2mmol/L）

図2 クリニカルシナリオ・Nohria-Stevenson 分類

a. クリニカルシナリオ分類[2)]

CS	血圧	病態	病態生理
1	> 140/mmHg	肺水腫	血管機能障害を主体とする急性の充満圧上昇による発症。浮腫は軽度で体液量は正常、または低下の場合あり
2	100～140/mmHg	全身性浮腫	緩徐な充満圧，静脈圧上昇による発症，全身性の浮腫
3	< 100/mmHg	低灌流	低灌流
4	—		急性冠症候群
5	—		右心不全

b. Nohria-Stevenson 分類[4)]

	dry	wet
warm	うっ血なし 末梢循環維持	うっ血あり 末梢循環維持
cold	体液量減少 末梢循環不全	うっ血 末梢循環不全

うっ血の有無
wet or dry
・肺うっ血
・頚静脈怒張
・起座呼吸
・発作性夜間呼吸困難
・肝腫大　・腹水
・食欲不振　・末梢浮腫

低灌流の有無
cold or warm
・四肢冷感
・意識低下
・冷汗
・脈拍微弱
・乏尿

（文献2，4より引用）

(2) 貧血，体液過剰・血液希釈（Hb，Ht，Na）
(3) 炎症・感染合併の有無（WBC，CRP，必要時プロカルシトニン）
(4) 電解質，腎機能，肝機能（Na，K，Cl，BUN，Cr，eGFR，T-bil，AST，ALT，ALP，γ-GTP）
(5) 栄養状態（Alb，T-chol，リンパ球数，BMI）
(6) 糖・脂質・尿酸代謝（血糖，HbA1c，T-chol，尿酸）
(7) 甲状腺機能（TSH，FT_4）
(8) 心負荷（BNP/NT-proBNP）
(9) 心筋障害（CK-MB，トロポニン）
(10) 凝固機能（ワルファリン内服患者ではPT，肺塞栓を疑うときはDダイマーをチェック）

D 心エコー図・肺エコー図検査

- 心エコー図：(1)～(6) の項目を評価（図3，p.24 図2）。
  (1) 形態評価（左室径・壁厚，左房容積，右室径）
  (2) 収縮能（左室駆出率）・拡張能（E/A，e'，E/e'）
  (3) 心内圧の推定
  (4) 壁運動異常の有無（虚血性心疾患合併の評価）
  (5) 弁膜症
  (6) 血管内容量
- 肺エコー図：肺うっ血を評価（図4）[5)]。

STEP3 （必要時）

A 胸部 CT

- 肺炎など，他の肺疾患との鑑別を要する場合や，感染フォーカスの検索が必要な場合に実施。
- 肺塞栓症を疑う場合は造影CTを行う（骨盤，下肢までの撮影で深部静脈血栓症の有無も

図3 入院時に基準とする心エコー図による血行動態指標

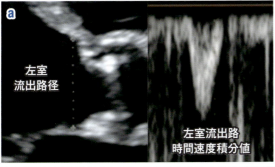
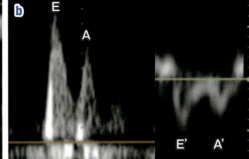
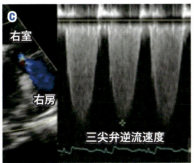
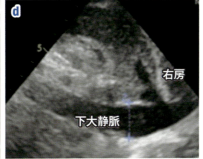

a：一回心拍出量＝左室流出路断面積×時間速度積分値　**b**：左房圧（左室流入波形・僧帽弁輪速度）
c：右室圧（三尖弁逆流速度）　**d**：右房圧（下大静脈径）

図4 肺エコー図

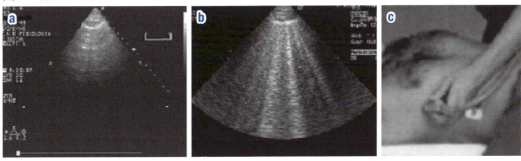

a：正常　**b**：肺水腫　**c**：前・中腋窩，第2〜5肋間などから心エコープローブをあてる。図4bのように複数のエコーシャドウ（lung commet sign）を認める場合，肺うっ血が示唆される。

(文献5より引用)

チェックする）。

B 緊急心臓カテーテル検査
- 急性冠症候群が疑われる場合は，緊急の冠動脈造影を検討する。

注意すべき病態の診断と対応

①急性冠症候群
- 急性心不全を合併する急性冠症候群は生命予後が不良であるため，迅速な診断，適切な対応

が必要。心室中隔穿孔，乳頭筋断裂，自由壁破裂などの機械的合併症に注意する。

②心筋炎
- 劇症型心筋炎は重篤な経過をたどることがあるので，迅速な診断，適切な対応が必要。感染の病歴，炎症所見，心電図，心エコー図，心筋マーカーなどを参考に診断する。

③右心不全
- 右心不全がメインの病態では，背景疾患として肺動脈性肺高血圧症，肺塞栓症，シャント疾患などを鑑別し，各病態に応じた対応が必要である。

④不整脈
- 心室頻拍や心房細動などによる頻脈性不整脈では，アミオダロンの静注や直流除細動が必要となることがある。徐脈性不整脈では，一時ペーシングを要する場合がある。

⑤高心拍出性心不全
- 駆出率が保たれている心不全では，敗血症，甲状腺中毒症，貧血，短絡性心疾患，脚気心などの病態も鑑別に挙げる。

心エコー図による血行動態の評価（図3）
- 入院時の血行動態指標を基準に治療効果を判定する。

①心拍出量
- 左室流出路断面積を算出し，パルスドプラ法を用いて求めた駆出血流速度波形から一心拍あたりの時間速度積分値（VTI）を求め，これらの積より一回心拍出量を算出する。

②左房圧の推定
- 生理的な加齢現象により左室流入波形のE波は減高し，A波は増高する（E/A＜1）。
- 高齢者で，E波が増高（E/A＞1）している場合は，左房圧上昇を疑う。
- 平均E/e'＞14，三尖弁逆流速度＞2.8m/s，左房容積係数＞34m/m^{2}は，左房圧上昇を疑う（☞「ASE/EACVIガイドライン」[5]参照）。

③右室圧
- 三尖弁逆流速度より右室圧（肺動脈収縮期圧）を推定する。
  右室圧＝4×（三尖弁逆流速度）^{2}＋右房圧
- 三尖弁逆流速度＞2.8m/sは右室圧上昇を疑う。

④右房圧
- 下大静脈（IVC）径の拡大，呼吸性変動の低下は右房圧上昇，血管内体液の過剰を疑う。
  - ［0〜5mmHg］　IVC≦2.1cm＋呼吸性変動＞50％
  - ［5〜10mmHg］IVC≦2.1cm＋呼吸性変動＜50％
  　　　　　　　　IVC＞2.1cm＋呼吸性変動＞50％
  - ［15mmHg］　 IVC＞2.1cm＋呼吸性変動＜50％

Tips & Pitfalls

心エコー図検査

- 入院時の心エコー図は時間的余裕がなく十分な評価ができないことが多い。後から見直せるよう動画の保存を心がける。

胸部 CT 検査

- 呼吸状態が悪い症例では，胸部 CT 撮影時に急変するリスクがあるので，撮影時は呼吸状態のモニタリングを必ず行う。

BNP/NT-proBNP

- 心不全と非心不全との鑑別に有用だが（BNP ≦100pg/mL もしくは NT-proBNP ≦400pg/mL の場合は，急性心不全の可能性は一般的に低い），肥満患者や収縮性心膜炎では心不全でも値が低く出ることがある。

文献

1) Mebazaa A, et al : Intensive Care Med 42 :147-163, 2016.
2) Mebazaa A, et al : Crit Care Med 36 : S129-S139, 2008.
3) 日本循環器学会 / 日本心不全学会合同ガイドライン，急性・慢性心不全診療ガイドライン（2017年改訂版）．2017.
4) Stevenson LW : Eur J Heart Fail 1 : 251-257, 1999.
5) Gargani L, et al : Eur J Heart Fail 10 : 70-77, 2008.
6) Nagueh SF et al : J Am Soc Echocardiogr 29 : 277-314, 2016.

CHECK!

急性心不全　入院時のセット検査

STEP 1

▶バイタルサインのチェック

☐ 血圧　☐ 心拍数　☐ 呼吸数　☐ SpO$_2$　☐ 体温　☐ 心電図モニター

STEP 2

▶病歴・症状・徴候・身体所見の評価

☐ 心不全ステージ（心不全入院既往・NYHA 分類）
☐ 症状・徴候
　　体重増加，胸痛，起座呼吸，発作性夜間呼吸困難，尿量低下，食欲不振など
☐ 増悪要因
　　感染，心不全増悪をきたす薬剤の投与歴，内服アドヒアランス，
　　塩分・水分の過剰摂取，過労・ストレス
☐ 既往歴
　　冠動脈疾患，高血圧，糖尿病，脂質異常症，COPD，心房細動など
☐ 身体所見
　　クリニカルシナリオ，Nohria-Stevenson 分類

▶心不全の病態評価・心イベントリスクの層別化

☐ 胸部 X 線　☐ 心電図　☐ 心エコー図　☐ 肺エコー図
☐ 血液検査
　　☐ 血算・血型　☐ 血液ガス　☐ 検尿　☐ 炎症（WBC，CRP，PCT）
　　☐ 電解質（Na，K，Cl，Ca，P）　☐ 腎機能（BUN，Cr，eGFR）
　　☐ 肝機能（T-bil，AST，ALT，ALP，γ-GTP，Alb）
　　☐ 心筋マーカー（CK，CK-MB，トロポニン）　☐ BNP/NT-proBNP
　　☐ 代謝マーカー（ブドウ糖，HbA$_1$c，T-chol，TG，HDL-chol，UA）
　　☐ 甲状腺機能（TSH，FT$_3$，FT$_4$）　☐ 凝固マーカー（PT，D ダイマー）

STEP 3

▶病態に応じて追加の検査

☐ 胸部 CT 検査　☐ 緊急心臓カテーテル検査

II 心不全の時間軸に基づくセット検査
急性心不全の経過中セット

衣笠良治（鳥取大学医学部病態情報内科学）

検査のポイント
- 急性心不全治療のゴールは，速やかなうっ血の解除である。
- 身体所見，各種検査から治療効果を適切に評価し，治療方針を検討していく。
- 治療経過中の合併症を評価する。

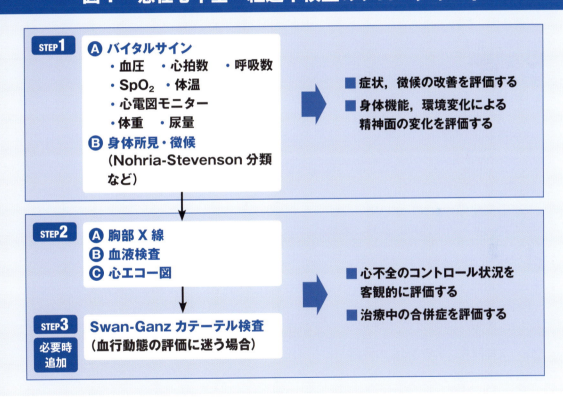

図1 急性心不全 経過中検査のフローチャート

診断の考え方（図1）

- 心不全症状の改善，合併症の徴候がないかを評価する。
- 安静に伴う身体機能の低下，環境変化に伴う精神面の変化を評価する。
- 治療に伴う副作用や経過中に生じる合併症の評価を行う。

急性心不全経過中に必要な検査の進め方とコツ（図1）

STEP 1

Ⓐ バイタルサイン
- 血圧，心拍数，呼吸数，体温，SpO_2，心電図モニター，体重，尿量。

Ⓑ 身体所見・徴候
- うっ血・低灌流所見の評価：頚静脈怒張（図2），心音，呼吸音，四肢冷感，末梢浮腫など（Nohria-Stevenson分類：☞ p.10 図2b 参照）。
- 身体活動度，精神状態（せん妄，うつ，意欲），食事量，排便回数。

STEP 2

Ⓐ 胸部 X 線
- 肺うっ血，胸水がコントロールされているか確認する。
（☞『急性・慢性心不全診療ガイドライン』p.22 図7[1] 参照）

Ⓑ 血液検査
- （1）～（7）の病態を評価する。
  (1) 貧血・血液希釈/濃縮（Hb，Ht）
  (2) 炎症・感染（WBC，CRP）
  (3) 電解質，腎機能，肝機能（Na，K，Cl，BUN，Cr，eGFR，T-bil，AST，ALT，ALP，γ-GTP）
  (4) 栄養状態（Alb，T-chol，リンパ球数，BMI）
  (5) 血糖
  (6) 心負荷（BNP/NT-proBNP）
  (7) 血液ガス分析（pO_2，pCO_2，乳酸値）

Ⓒ 心エコー図検査
- ドプラ指標（三尖弁逆流，E/e'），下大静脈径より，心内圧・血管内容量を評価する（☞ p.11 図3参照）。

図2　身体所見によるうっ血の評価

内頚静脈怒張の評価

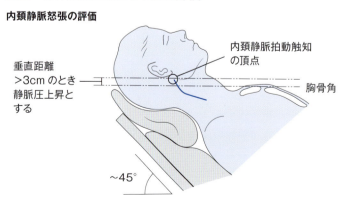

- 上半身を45度挙上
- 胸骨角から内頚静脈拍動の頂点までの垂直距離を計測（胸骨角は右房から約5cm上方にある）
- 垂直距離が3cm以上あれば静脈圧は上昇

D 栄養評価

- MNA，GNRI，CONUT，PNI など。

STEP3 （必要時）

Swan-Ganz カテーテル検査

- 血行動態の評価に迷う場合は，適宜検討する。

治療効果の予測・効果判定の指標

①血液濃縮・希釈

- 出血の合併がなければ，治療経過中のHb，Htの低下は血液希釈（hemodilution）を反映し，上昇は血液濃縮（hemoconcentration）を反映する。
- hemodilution はうっ血の指標であり，hemoconcentration はうっ血解除の指標となる。

②低灌流の指標

- 肝機能障害（うっ血肝）の合併は，臓器うっ血と低灌流両者の病態を反映する。
- ビリルビンの上昇は予後不良の因子であり，また治療にカテコラミンを要する頻度が高いことが報告されているので，カテコラミン導入を検討する[2]。

③利尿薬抵抗性

- 治療開始48時間以内のループ利尿薬への反応性の低下は予後不良な徴候である。
- 利尿のパターンも重要で，持続して利尿が悪い症例に加え，尿量にムラがある症例（最初利尿が悪かったが，後から利尿がつく症例／最初利尿がよかったが，後で悪くなる症例）もリスクが高いことが報告されているので[3]，尿量のパターンも注意深くモニタリングする。
- 利尿薬抵抗性に関連する因子として，血清学的な腎機能指標（eGFR など）に加え，腎臓の萎縮は利尿薬抵抗性の予測因子であることが報告されている[4]。入院時に撮影したCTや心エコー図で腎臓のサイズが評価可能であれば参考所見とする。

治療に伴う副作用・合併症のモニタリング

①電解質異常

- 利尿薬使用に伴う電解質異常をモニタリングする。トルバプタン使用に伴う高ナトリウム血症の予測指標として，表1のリスクスコアが提唱されている。
- 低カリウム血症は不整脈リスクとなるので，注意を要する。

② worsening renal function（WRF）

- 心不全と腎不全は相互に影響し病態を形成することから，「心腎症候群」と呼ばれている（表2）。
- 急性心不全の治療経過中に生じる腎機能の増悪は，心腎症候群の Type 1に分類され予後不良の指標であり，別名 "worsening renal function（WRF）"（入院から0.3mg/dL 以上の Cr の増加）と呼ばれている。腎臓のうっ血が主病態と考えられており，うっ血の解除が必要である。
- 利尿により血管内ボリュームが減少し（hemoconcentration を伴う），腎前性の要因で腎機能が低下する場合は，"pseudo-WRF" と呼ばれる。腎機能の増悪は一過性で予後には関係しない。

表1 トルバプタン使用時の電解質チェックの注意点

(1) 高ナトリウム (Na) のリスクが高い症例を同定する

トルバプタンによる高 Na 血症（150mEq/L）の予測スコア
= $0.125 \times Na + 0.032 \times BUN/Cr - 0.436 \times K + 0.014 \times$ 年齢
※ ≧ 17.8 は高リスク

(2) 投与開始1週間以内は頻回に Na をフォローする

高 Na 血症の有害事象は投与開始1週間以内に発生が多い

(Kinugawa K et al : Circ J 82 : 1344-1350, 2018より引用)

表2 心腎症候群の分類

分類		病態・原因
Type 1：急性心・腎	心 ➡ 腎	急性の心機能低下 → 腎機能障害 （急性心不全，急性冠症候群，心原性ショック）
Type 2：慢性心・腎	心 ➡ 腎	慢性の心機能低下 → 腎機能障害
Type 3：急性腎・心	腎 ➡ 心	急性腎障害 → 急性心不全
Type 4：慢性腎・心	腎 ➡ 心	慢性腎臓病 → 心機能障害
Type 5：二次性心腎症候群	心 ⇅ 腎	全身性疾患 → 心機能・腎機能障害 （敗血症・アミロイドーシスなど）

(Ronco C, et al : European Heart Journal 31, 703-711, 2010より引用改変)

③感染症

- 高齢者，低栄養患者では感染症（肺炎，尿路感染症など）の合併に注意を要する。
- 感染徴候，炎症所見をモニタリングし，感染が疑われる場合は各種培養検査をチェックする。

④せん妄

- 高齢心不全患者ではせん妄のリスクが高く，早期発見・介入が必要である（「☞日本版・集中治療室における成人重症患者に対する痛み・不穏・せん妄管理のための臨床ガイドライン」[5]）参照）。

⑤低栄養

- 入院中の低栄養の合併は身体機能の低下・予後不良につながる。経口摂取量・消化管機能・栄養状態を評価する入院中の簡便な栄養評価の指標として，GNRI，CONUT，PNI の有用性が報告されている（**表3**）[6]。

表3 栄養状態の評価方法

- MNA：問診による栄養スクリーニング
- GNRI：14.89 ×血清アルブミン（g/dL）+ 41.7 × BMI/22
- CONUT：血清アルブミン，総コレステロール，リンパ球数より評価
- PNI：血清アルブミンとリンパ球数より評価

■ GNRI（geriatric nutritional risk index）

GNRIスコアの計算式	栄養障害の危険性	
14.89 ×血清アルブミン値（g/dL）+ 41.7 ×（現体重 / 理想体重）ないし 14.89 ×血清アルブミン値（g/dL）+ 41.7 ×（BMI/22）	＜ 82	高度
	82 ≦ ～＜ 92	中等度
	92 ≦ ～＜ 98	低い
	98 ≦	なし

■ CONUT（controlling nutrition status）

血清アルブミン値（g/dL） スコア①	≧ 3.50 0	3.49 ～ 3.00 2	2.99 ～ 2.50 4	2.50 ＞ 6
総リンパ球数（/μL） スコア②	≧ 1,600 0	1,599 ～ 1,200 1	1,199 ～ 800 2	800 ＞ 3
総コレステロール値（mg/dL） スコア③	≧ 180 0	179 ～ 140 1	139 ～ 100 2	100 ＞ 3
評価 CONUTスコア（①+②+③）	正常 0 ～ 1	軽度障害 2 ～ 4	中等度障害 5 ～ 8	高度障害 8

（文献5より引用）

Tips & Pitfalls

各検査の測定間隔

- 病態に応じて適宜調節する。やみくもに検査するのではなく，病態として何をフォローするかを意識する。

栄養評価

- 栄養評価に用いられる血清アルブミン，リンパ球数，コレステロール値は，血液希釈，炎症，薬物（脂質改善薬）など，栄養以外の要因の影響を受けるので，複数の指標を組み合わせて総合的な評価が必要である。

文献

1) 日本循環器学会 / 日本心不全学会合同ガイドライン，急性・慢性心不全診療ガイドライン（2017年改訂版）．2017．
2) Shinagawa et al. Int Heart J : 48:195-204, 2007.
3) Kuroda et al. J Cardiac fail 25 : 12-19, 2019.
4) Sugihara et al. Yonago Acta Med 60 : 135-144, 2017.
5) 日本集中治療医学会 J-PADガイドライン作成委員会：日集中医誌 21:539-579, 2014.
   https://www.jsicm.org/pdf/2015-J-PAD-guideline.pdf
6) 日本心不全学会ガイドライン委員会編：心不全患者における栄養評価・管理に関するステートメント．2018．
   http://www.asas.or.jp/jhfs/pdf/statement20181012.pdf

CHECK!

急性心不全　経過中のセット検査

STEP 1

▶ バイタルサインのチェック

- ☐ 血圧　☐ 心拍数　☐ 呼吸数　☐ 体温　☐ SpO_2　☐ 心電図モニター
- ☐ 体重　☐ 尿量

▶ 心不全症状・徴候・身体所見の評価

- ☐ 低灌流・うっ血所見（Nohria-Stevenson 分類を参考）　☐ 身体活動度
- ☐ 精神状態（せん妄，うつ，意欲）　☐ 食事量　☐ 排便コントロール

STEP 2

▶ 心不全の病態・コントロール状況・合併症の評価

- ☐ 胸部 X 線　☐ 心エコー図（ドプラ指標，下大静脈径）
- ☐ 血液検査
  - ☐ 貧血・血液希釈/濃縮（Hb, Ht）　☐ 炎症・感染（WBC, CRP）
  - ☐ 電解質（Na, K, Cl）　☐ 腎機能（BUN, Cr, eGFR）
  - ☐ 肝機能（T-bil, AST, ALT, ALP, γ-GTP, Alb）
  - ☐ 栄養指標（Alb, T-chol, リンパ球数, BMI）
  - ☐ 血糖　☐ 心負荷（BNP/NT-proBNP）
  - ☐ 血液ガス分析（pO_2, pCO_2, 乳酸値）
- ☐ 栄養評価（MNA, GNRI, CONUT, PNI など）

STEP 3

▶ 病態に応じて追加の検査（血行動態の評価に迷う場合）

- ☐ Swan-Ganz カテーテル検査

II 心不全の時間軸に基づくセット検査
急性心不全の退院時セット

衣笠良治（鳥取大学医学部病態情報内科学）

検査のポイント
- 退院時のうっ血残存は早期再入院のリスクとなるため，身体所見・各種検査から心不全のコントロール状況を評価する。
- 心イベントが高い患者の同定と，外来管理の基準となる心不全コントロールの指標を作り，退院後の外来管理につなげる。

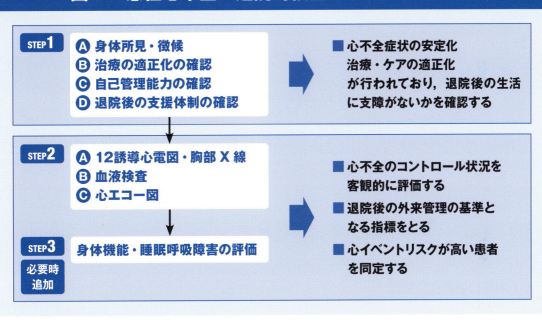

図1 急性心不全 退院時検査のフローチャート

診断の考え方（図1）

- 心不全のコントロール状況，治療の適正化，自己管理能力，退院後の支援体制を評価する。
- 退院後の心イベントリスクを包括的に評価する（表1）。
- 退院後の外来管理の基準となる心不全コントロールの指標を作る。

急性心不全退院時に必要な検査の進め方とコツ（図1）

STEP1

Ⓐ 心不全症状・徴候・身体所見
- 血圧，心拍数，呼吸数，SpO_2，体重，うっ血所見（Nohria-Stevenson 分類☞ p.10 図2b，『急

表1 心不全の予後リスクスコア

レジストリ名	対象	項目	予後予測
Seattle Heart Failure Model	HFrEF	年齢, 性別, 体重, 血圧, LVEF, NYHA, Na, Hb, UA, リンパ球数など	1・3・5年以内の死亡リスク
MAGGIC score	HFrEF/HFpEF	年齢, 性別, NYHA, 収縮期血圧, 糖尿病, COPD, LVEF, BMIなど	1・3年以内の死亡リスク
3C-HF	HFrEF/HFpEF	年齢, NYHA, Af, 弁膜症, LVEF, 貧血, 治療内容など	1年以内の死亡リスク
BCN-Bio-HF	HFrEF/HFpEF	年齢, 性別, NYHA, Na, eGFR, Hb, LVEF, NT-proBNPなど	1・2・3年以内の死亡リスク
ELAN	HFrEF/HFpEF	年齢, 浮腫, 収縮期血圧, Na, BUN, NYHA, NT-proBNPなど	180日以内の死亡リスク

(Canadian Cardiovascular Society ホームページより引用)

表2 ヨーロッパ心不全セルフケア行動尺度

1	毎日体重を測る
2	息切れがひどくなったときには，病院または医師や看護師に連絡する
3	足がいつもよりむくんだときには，病院または医師や看護師に連絡する
4	1週間で体重が約2kg増えたときには，病院または医師や看護師に連絡する
5	水分量を制限する
6	倦怠感が増したときには，病院または医師や看護師に連絡する
7	塩分の少ない食事を心がける
8	指示通りに薬を飲む
9	定期的にからだを動かす

(文献2より引用)

性・慢性心不全診療ガイドライン』p.22 図7[1] 参照)，心不全症状（NYHA分類），日常生活動作の自立度。

B 治療の適正化の確認
- ガイドラインに準拠した標準的治療が行われているか，不要な薬剤が漫然と投与されていないか（ポリファーマシー）を確認する。

C 自己管理能力の確認
- 自己管理の知識・理解度を評価する（**表2**）[2]。
- 認知機能（MMSE, HDS-R, MOCA-Jなど）・うつ（PHQ-9など）の評価。

D 支援体制の確認
- 家族のサポート，介護サービス。

STEP 2

A 胸部X線・心電図検査
- 胸部X線：肺うっ血，胸水がコントロールされているか確認する（☞『急性・慢性心不全診

療ガイドライン』p.22 図7[1] 参照)。安定期の心胸比の基準値を記録しておく。
- 心電図：心拍数・リズム・QRS 幅など，安定期の基準値を記録しておく。

B 血液検査
- (1) ～ (6) の病態を評価する。
  (1) 貧血，体液過剰・血液希釈（Hb，Ht，Na）
  (2) 炎症所見（WBC，CRP）
  (3) 電解質，腎機能，肝機能（Na，K，Cl，BUN，Cr，eGFR，T-bil，AST，ALT，ALP，γ-GTP）
  (4) 栄養状態（Alb，T-chol，リンパ球数，BMI）
  (5) 糖・脂質，尿酸代謝（血糖，HbA1c，T-chol，尿酸）
  (6) 心負荷（BNP/NT-proBNP）

C 心エコー図検査
- (1) ～ (5) の項目を評価する
  (1) 形態評価（左室径・壁厚，左房容積，右室径）
  (2) 収縮能（左室駆出率・一回心拍出量）・拡張能（E/A，e'，E/e'）
  (3) 心内圧の推定
  (4) 弁膜症
  (5) 血管内容量

D 栄養評価
- MNA，GNRI，CONUT，PNI など（☞ p.19 **表3**参照）。

STEP 3

身体機能・睡眠呼吸障害の評価（表3）[3]
- サルコペニア，フレイルの合併は QOL 低下・予後不良に寄与するため，評価・介入が重要である。
- 心不全では睡眠呼吸障害の合併が多く，適宜評価が必要である。
- 握力・下肢筋力・歩行速度。

表3　身体機能・睡眠呼吸障害の評価

評価項目	評価指標
心肺運動負荷試験	最高酸素摂取量< 14mL/kg/ 分未満，VE/VCO$_2$ slope > 35 は予後不良
6分間歩行試験	300m 未満は予後不良
サルコペニア	歩行速度≦ 0.8m/ 秒または握力低下：男性< 26kg，女性< 18kg 四肢骨格筋指数低下：男性< 7.0kg/m^2，女性< 5.7kg/m^2（BIA），< 5.4kg/m^2（DXA）
フレイル	■ Fried の基準（5 項目中 3 項目以上該当した場合，フレイル） 　(1) 体重減少　(2) 歩行速度低下　(3) 筋力低下，(4) 易疲労感　(5) 身体活動レベル低下 ■ clinical frailty scale 　日常生活動作などから 9 段階に評価する半定量評価
睡眠呼吸障害	無呼吸低呼吸指数（AHI）が 30 以上は重症の睡眠時無呼吸

（文献3より引用）

- 四肢骨格筋指数（DXA：二重エックス線吸収法，BIA：生体インピーダンス法）。
- 心肺運動負荷試験，6分間歩行試験。
- 簡易ポリソムノグラフィ。

外来管理に用いる退院時指標

①体重
- 体液量がコントロールされた退院前の体重は，体液管理の基準として重要である。短期間の体重増加は体液貯留，体重減少はカヘキシーの病態を反映する。

② BNP/NT-prBNP
- 退院前の安定期のBNP/NT-proBNPを外来管理の基準とする。
- 退院時のBNP≧360pg/mL，もしくは入院時から退院時のBNPの減少率が50％未満は再入院のリスクとなることが報告されている[4]。

心エコー図によるリスクの層別化（図2[5]，p.11 図3）

①形態評価
- 左室の壁厚，左室径より左室の形態を図2のように4パターンに分ける。正常形態に比べ，左室リモデリング（求心性リモデリング，求心性肥大，遠心性肥大）を有する症例は心イベ

図2　心エコー図による心イベントリスクの層別化

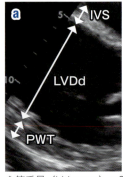
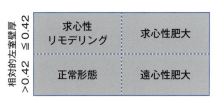
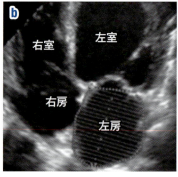

心筋重量（LV mass）＝0.8・1.04・(IVS+LVDd+PWT)^3－LVDd^3]+0.6g
相対的壁厚（RWT）＝(IVS+PWT)/LVDd

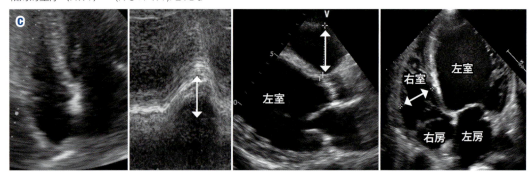

a：左室のリモデリング　b：左房容積　c：右室機能（TAPSE，右室径）

（文献5より引用）

ントリスクが高い。
- 左房の拡大は慢性的な左房圧の上昇を反映し，心イベントのリスクとなる。

②左室駆出率（LVEF）
- LVEFが経時的に低下する症例は予後が悪く，改善する症例は予後がよい。
- LVEFを入院時と退院時，退院時と退院後で比較し，経時的にフォローすることが重要である。

③左房圧・右室圧・右房圧の推定
- E/e'，TR Vmax，下大静脈径より心内圧の評価を行う。心内圧上昇所見は，うっ血の残存を反映しリスクが高い。

④右室機能
- 右室の拡大，TAPSEの低下は右室機能の低下を反映し，心イベントのリスクと関連する。

Tips & Pitfalls

心不全再入院の予防
- 退院後の心不全再入院の原因として，患者の自己管理の問題が多い。退院前の自己管理の評価・患者教育は心不全再入院予防に不可欠である[6]。
- 退院前のBNP/NT-proBNP測定や心エコー図による客観的なリスク評価を怠ると，心不全再入院リスクが増えることが報告されている。

心不全の予後リスクの予測
- 心不全の予後リスクスコアの予測能は不確実なので，あくまで参考所見として考える。

文献
1) 日本循環器学会/日本心不全学会合同ガイドライン，急性・慢性心不全診療ガイドライン（2017年改訂版）. 2017.
2) Kessing D, et al : JACC Heart Fail 4 : 176-183, 2016.
3) 日本心不全学会ガイドライン委員会編：心不全患者における栄養評価・管理に関するステートメント. 2018.
   http://www.asas.or.jp/jhfs/pdf/statement20181012.pdf
4) Cournot M, et al : Am Heart J 155 : 986-991, 2008.
5) Lang RM, et al : J Am Soc Echocardiogr 28 : 1-39.e14, 2015.
6) Kinugasa Y, et al : BMC Health Serv Res 14 : 351, 2014.

CHECK!

急性心不全　退院時のセット検査

STEP 1

▶心不全症状・徴候・身体所見の評価

- ☐ 身体所見・徴候
    - ☐ 血圧　☐ 心拍数　☐ 呼吸数　☐ SpO_2　☐ 体重
    - ☐ うっ血所見（Nohria-Stevenson 分類を参考）　☐ NYHA 分類
    - ☐ 日常生活動作の自立度

▶治療・ケアの適正化の評価

- ☐ 治療の適正化の確認　☐ 自己管理能力の確認　☐ 退院後の支援体制の確認

STEP 2

▶心不全の病態・コントロール状況の評価・心イベントリスクの層別化

- ☐ 胸部 X 線　☐ 心電図　☐ 心エコー図
- ☐ 血液検査
    - ☐ 血算　☐ 検尿　☐ 炎症（WBC, CRP）
    - ☐ 電解質（Na, K, Cl, Ca, P）　☐ 腎機能（BUN, Cr, eGFR）
    - ☐ 肝機能（T-bil, AST, ALT, ALP, γ-GTP, Alb）
    - ☐ 栄養指標（Alb, T-chol, リンパ球数, BMI）
    - ☐ 代謝マーカー（ブドウ糖, HbA1c, T-chol, TG, HDL-chol, UA）
    - ☐ 心負荷（BNP/NT-proBNP）
- ☐ 栄養評価（MNA, GNRI, CONUT, PNI など）

STEP 3

▶病態に応じて追加の検査（身体機能・睡眠呼吸障害の評価）

- ☐ 筋力（握力・下肢筋力），歩行速度　☐ 筋肉量
- ☐ 心肺運動負荷試験 / 6 分間歩行試験　☐ 簡易ポリソムノグラフィ

II 心不全の時間軸に基づくセット検査

慢性心不全の初診時セット

大谷朋仁（大阪大学大学院医学系研究科循環器内科学）

検査のポイント

- 自覚症状と検査結果が必ずしも一致するとは限らないので，病態は総合的に判断する。
- 次の検査も意識し，得られた検査結果に対応できるような検査計画を立てる。
- 1つの検査で心不全を疑う異常所見を認めた場合には精査を進めるが，複数の検査での心不全を示唆する所見が否定的な場合，他の要因による異常所見である可能性も考える。
- 検査の目的や結果は，心機能，左室の後方不全・前方不全に関連するものに分けて考えると病態を把握しやすい。

図1　慢性心不全　初診時検査のフローチャート

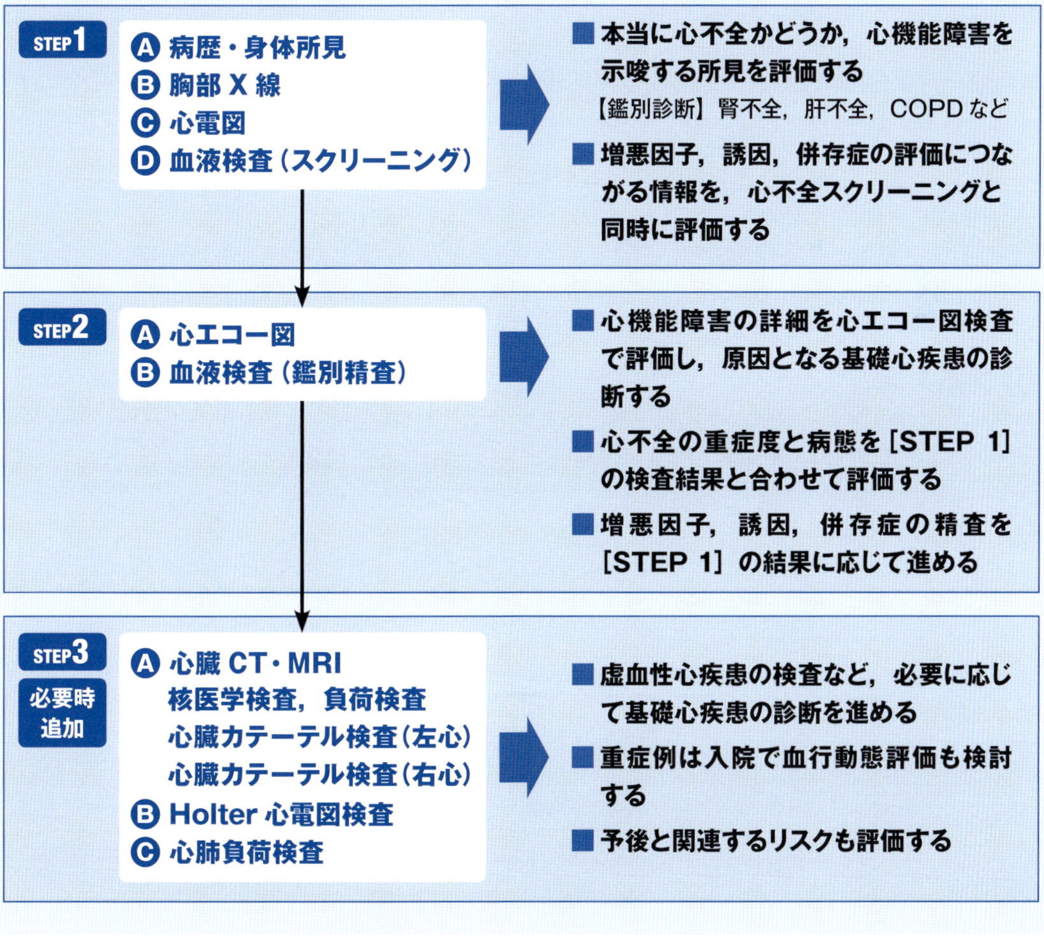

STEP 1

- 病歴・身体所見
- 胸部X線
- 心電図
- 血液検査（スクリーニング）

→
- 本当に心不全かどうか，心機能障害を示唆する所見を評価する
  【鑑別診断】腎不全，肝不全，COPD など
- 増悪因子，誘因，併存症の評価につながる情報を，心不全スクリーニングと同時に評価する

STEP 2

- 心エコー図
- 血液検査（鑑別精査）

→
- 心機能障害の詳細を心エコー図検査で評価し，原因となる基礎心疾患の診断する
- 心不全の重症度と病態を[STEP 1]の検査結果と合わせて評価する
- 増悪因子，誘因，併存症の精査を[STEP 1]の結果に応じて進める

STEP 3 必要時追加

- 心臓CT・MRI
  核医学検査，負荷検査
  心臓カテーテル検査（左心）
  心臓カテーテル検査（右心）
- Holter心電図検査
- 心肺負荷検査

→
- 虚血性心疾患の検査など，必要に応じて基礎心疾患の診断を進める
- 重症例は入院で血行動態評価も検討する
- 予後と関連するリスクも評価する

診断の考え方

- 慢性心不全が疑われる初診患者では，まずその症状，徴候が心臓に本当に由来するものかどうかを評価し，心不全の原因となった心疾患の診断，心不全としての重症度評価や病態，誘因や増悪因子の把握を速やかに行う。
- 重症度，治療の可急性，原心疾患の状態などから入院の必要性の有無を判断し，これまでに十分な検査や評価がない場合は，精査を検討する。
- 心不全およびその原因心疾患の重症度と，診療している自施設の状況を鑑みて，場合によっては，高次機能病院へ躊躇せずに紹介する。

慢性心不全に必要な検査の進め方とコツ（図1）

STEP 1

A 病歴・症状・徴候・身体所見

- 病歴・症状：既往歴を含めて聴取する。

> うっ血および低灌流・低心拍出に伴う症状の有無
> 高血圧症，糖尿病，脂質異常症，喫煙および飲酒の嗜好，冠動脈疾患の既往，
> 心毒性のある薬剤使用歴，放射線治療歴，利尿薬使用歴，
> 心疾患の家族歴（遺伝性疾患など），海外渡航歴，アレルギー歴

- 徴候・身体所見：うっ血，低灌流の所見（**表1**）と原因心疾患や併存症の評価につながる所見を収集する。

> 血圧，脈拍，身長，体重，SpO_2，呼吸数
> 顔貌（甲状腺疾患や末端肥大症など），頸動脈怒張，頸部雑音，甲状腺腫，
> 心音（Ⅲ音・Ⅳ音），心雑音，呼吸音（ラ音など），肝腫大，腹水，四肢冷感，
> 浮腫（pitting/non-pitting），皮膚所見（紅斑，硬化），筋所見

B 胸部X線

- 心拡大，肺うっ血，胸水を評価する。
- 肺門部血管陰影の増強や葉間ラインの増強にも注意を払う（**図2**）。

C 心電図

- 調律（心房細動，期外収縮），房室伝導，QRS電位，異常Q波，ST-T変化を評価し，虚血性心疾患を疑う変化を見逃さないようにする。

表1　確認する身体所見

分類	病態	身体所見
左心不全	うっ血によるもの	喘鳴，水泡音，ピンク色泡沫痰，Ⅲ音・Ⅳ音など
	低心拍出・低灌流によるもの	冷感，意識障害，四肢冷感，低血圧，乏尿，身の置き場のない様相など
右心不全	うっ血によるもの	頸動脈怒張，肝腫大，下腿浮腫など

図2　胸部X線

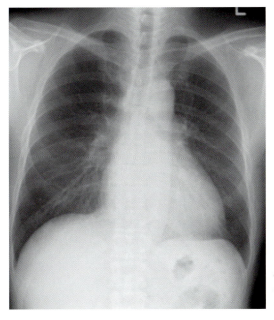

肺血管陰影が増強している1例。肺血管陰影の増強を認め，心エコー図検査を行うと，肺動脈圧の上昇と左房圧の上昇所見を認めた。

- 頻脈の場合には，心房頻拍の可能性を含めてP波の波形には注意する。

D 血液・尿検査

- 各検査項目から診断，病態および増悪因子の評価を行う
    (1) 心負荷（BNP/NT-proBNP）
    (2) 心筋障害（CK-MB，トロポニン）
    (3) 腎機能・電解質（Cr, BUN, eGFR, シスタチン C*, Na, K, Cl）
    (4) 肝機能（AST, ALT, γ-GTP, ALP, LDH, T-Bil, D-Bil, TP, Alb）
    (5) 血算・炎症（WBC, RBC, Hb, Ht, Plt, CRP）
    (6) 糖・脂質・尿酸値（血糖，HbA1c, T-Cho, LDL, HDL, TG, UA）
    (7) 甲状腺機能（FT_4, TSH）
    (8) 凝固機能（PT, Dダイマー）
    (9) 尿（糖，蛋白，潜血）

　　＊：やせて筋肉が少なそうな人

STEP 2

A 心エコー図
(1) 形態（左室径，壁厚，左房径・左房容積，右室径，右室肥大の有無）
(2) 収縮機能（左室駆出率）・拡張機能（左房径・左房容積，E/A pattern, e', E/e'）
(3) 左房圧（または左室拡張末期圧）上昇評価（E/A, DcT, PR-PG end）
(4) 収縮期肺動脈圧上昇評価（TR-PG）
(5) 心拍出（VTI, 心拍数，弁逆流の有無）
(6) 壁運動異常の有無
(7) 弁膜症の有無
(8) 血管内容量（IVC径，IVC呼吸性変動）

B 血液検査（精査項目：必要に応じて追加）

- 心疾患の原因，全身疾患の併存症の評価（☞Ⅲ，Ⅳ章参照）
  (1) 全身疾患に伴う心障害（ACE，血清蛋白分画，αガラクトシダーゼ）
  (2) 膠原病（抗核抗体）

STEP 3

A 心臓 CT・MRI，核医学検査，負荷検査，心臓カテーテル検査（冠動脈造影・右心カテーテル）（必要に応じて）

- 虚血性心疾患の有無で，治療ストラテジーが変わる。
- 虚血性・非虚血性にかかわらず，心筋のバイアビリティ評価を検討する。
- 心臓線維化を評価する。
- 左房圧（左室拡張末期圧）の上昇や低心拍出が心エコー図で疑われる場合，右心カテーテルによる血行動態の評価を考慮する。

B Holter 心電図検査

- 致死的な不整脈の可能性を評価する。

C 心肺運動負荷試験，6 分間歩行試験

- 心不全が代償されていて最適化治療がなされていれば，運動耐容能を評価し，その後の管理において，予後予測や生活指導に用いる。

心不全の診断時に注意すべき点

① 心不全でない心不全様症状・徴候を呈する疾患との鑑別

- 鑑別が必要な疾患は心不全の併存症として存在することも多いが，診断には，心エコー図による左房圧（僧帽弁に問題がない場合に左室拡張末期圧と同じになる）上昇の有無の評価や，BNP/NT-proBNP による評価が重要となる。
- BNP 値のみで短絡的に心不全の有無を判断すべきではなく[1]，総合的に評価する。
- 腎不全，ネフローゼ症候群：浮腫所見，尿蛋白，TP・Alb などが診断に有用。
- 肝不全：腹水，TP・Alb が診断に有用。胸水を認めない場合もある。
- COPD：労作時呼吸困難のみの場合は COPD 単独の場合もあり，心不全治療よりも COPD の治療が症状改善に有効な場合もある。必要に応じてスパイロ検査を行う。
- 虚血性心疾患：労作時呼吸困難でも狭心症に伴う症状のこともあり，検査を進めるうえで注意する。

② 原因心疾患ごとの注意点

- 大動脈弁狭窄症（AS）に伴う心不全：高齢者に多い AS に伴うものは，急速に状態が悪化・進行することもあり[2]，検査治療計画を立てるうえでは注意が必要である。
- 虚血性心疾患に伴う心不全：無症候性でも冠動脈への治療の適否を検討する必要がある。
- 心筋症に伴う心不全：初診時に安易に拡張型心筋症と診断しない。治療可能な二次性心筋症を見逃さないように検査を進める（☞Ⅲ，Ⅳ章参照）。
- 原疾患にかかわらず重症心不全が疑われる症例：核医学検査や心臓移植などの非薬物療法といった高度な検査や治療の適応となる場合もあり，自施設での対応や判断が難しい場合には，対応可能な施設への紹介を検討する。

心エコー図による評価時の注意点

- 血行動態評価は,「急性心不全の入院時セット」の項(☞ p.8〜14)を参照。
- 左房圧など心内圧の上昇が示唆される場合は,複数の所見での確認・評価が必要である[1](図3)。
- 慢性心不全では,心不全発症までの心疾患の期間が短期か長期かの推測につながる所見(左房径,右房径,IVC径の拡大)に注意する。

病態と検査の関係

- 検査の結果を心機能に関連するもの,左室の前方不全(主に低灌流の病態)・後方不全(主にうっ血の病態)に関するものに分けて考えると,病態を把握しやすい(図4)。

図3 心内圧評価

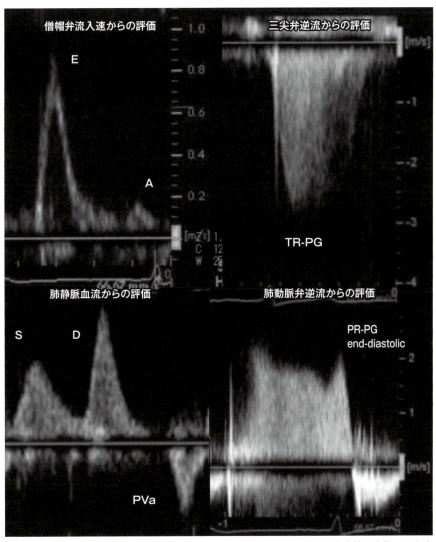

検査結果が偽陽性や偽陰性などの場合もあり,複数の所見から左房圧,左室拡張末期圧,右室圧(または肺動脈収縮期圧)といった心内圧の変化を総合的に評価する。

図4 検査と心不全の病態評価

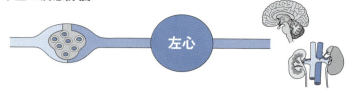

	左室の後方不全 （または右心不全）	心内圧（左房圧， 左室拡張末期圧）上昇	左室の前方不全
血液検査	T-Bil ↑ γGTP ↑　AST ↑　Cr ↑ BUN ↑　など*	BNP・NT-proBNP ↑	Cr ↑　BUN ↑　Na ↓ AST ↑　ALT ↑ など* （主にショック時）
心エコー図検査	IVC ↑　　TR-PG ↑	E/A pattern E/e' ↑ PR-PG end ↑	VTI ↓
胸部X線検査	胸水，肺血管陰影増強		

＊：血液検査の変化は必ずしも特異的な変化ではなく，前方不全，後方不全（または右心不全）のどちらでも生じたり，心不全自体が前方不全＋後方不全（または右心不全）の複合的な状況で，その結果としての変化である場合もあり，他の検査所見と組み合わせた判断が必要である。

Tips & Pitfalls

胸部X線検査
- 右心不全が高度な例や左心不全が長期間続いている例では，肺うっ血所見が乏しいことがある[3, 4]。
- 心拡大が明確でなくても，左室の収縮機能が高度に低下している場合もあり，単独での判断には注意する。

うっ血がない洞調律患者の注意点
- BNP/NT-proBNP値の上昇を認めた場合，発作性心房細動や徐脈など間欠的な不整脈の可能性も考える。

左室駆出率が低下した心不全患者の注意点
- 収縮期血圧が低い（目安90mmHg未満）症例は，重症心不全の可能性があり，注意が必要である。

文献
1) 日本循環器学会／日本心不全学会合同ガイドライン．急性・慢性心不全診療ガイドライン（2017年改訂版）．
http://www.j-circ.or.jp/guideline/pdf/JCS2017_tsutsui_h.pdf
2) Ross J, Jr: Circulation 38 : 61-67, 1968.
3) Mahdyoon H, et al : Am J Cardiol 63 : 625-627, 1989.
4) Wiener-Kronish JP, et al : Am Rev Respir Dis 132 : 1253-1256, 1985.

CHECK!

慢性心不全　初診時のセット検査

STEP 1

▶病歴・症状・徴候・身体所見

- ☐ 症状・徴候
    最近の体重推移，起座呼吸，発作性夜間呼吸困難，尿量低下，食欲不振，消化器症状，胸痛，不整脈の自覚など
- ☐ 増悪要因
    感染，薬剤の投与歴，塩分・水分の過剰摂取，過労・ストレス，心疾患の家族歴（遺伝性疾患など）
- ☐ 既往・現在の併存症
    冠動脈疾患，高血圧，糖尿病，脂質異常症，COPD，心房細動，海外渡航歴，アレルギー歴など
- ☐ 喫煙および飲酒歴
- ☐ 身体所見
    うっ血，低灌流・低心拍出に関連するもの，全身疾患に関連するもの

▶検査（心不全の状態，心疾患を評価）

- ☐ 胸部X線　☐ 心電図
- ☐ 血液検査
    - ☐ 血型　☐ 検尿　☐ 血算・炎症（WBC, RBC, Hb, Ht, CRP）
    - ☐ 電解質（Na, K, Cl, Ca, P）　☐ 腎機能（BUN, Cr, eGFR）
    - ☐ 肝機能（T-bil, D-bil, AST, ALT, ALP, γ-GTP, Alb）
    - ☐ 心筋マーカー（CK, CK-MB, トロポニン）
    - ☐ BNP/NT-proBNP　☐ 凝固マーカー（PT, Dダイマー）

▶検査（併存症，増悪因子・誘因を評価）

- ☐ 代謝マーカー（血糖値，HbA1c, T-chol, TG, HDL-chol, UA）
- ☐ 甲状腺機能（TSH, FT_3, FT_4）　☐ 血液ガス

STEP 2

▶検査
- ☐ 心エコー図

▶必要に応じて行う検査
- ☐ 血液検査
    - ☐ 全身疾患評価項目
        （ACE，血清蛋白分画，αガラクトシダーゼ，抗核抗体など）

STEP 3

▶安定した状態での検査
- ☐ Holter 心電図検査   ☐ 心肺運動負荷試験，6分間歩行試験

▶病態に応じての検査
- ☐ 心臓CT   ☐ 心臓MRI   ☐ 核医学検査   ☐ 負荷検査
- ☐ 心臓カテーテル検査（冠動脈造影）
- ☐ 心臓カテーテル検査（右心カテーテル）

心不全の時間軸に基づくセット検査
慢性心不全の経過中セット

大谷朋仁（大阪大学大学院医学系研究科循環器内科学）

検査のポイント
- 自覚症状と身体所見を中心に定期的な血液検査，胸部X線，心電図，心エコー図検査を組み合わせる。
- 検査間隔は，心機能障害および心不全の重症度・安定度，年齢や併存症の有無と程度などを総合的に判断して調節する。

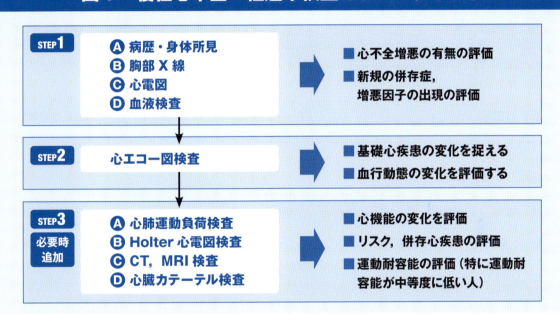

図1　慢性心不全　経過中検査のフローチャート

診断の考え方

- 定期的な検査により，(1) 心不全の状態確認，(2) 心機能の推移の評価（悪化と改善），(3) 増悪因子・誘因・併存症の管理を行う。
- 特に，心不全増悪のきっかけとなりうる虚血性心疾患や不整脈（特に心房細動）の出現には注意を払う。
- 高齢者では，服薬にも関連しうる認知機能や，身体活動度・栄養の変化に注意を払う。

慢性心不全に必要な検査の進め方とコツ（図1）

STEP 1

Ⓐ 症状・徴候・身体所見

- 症状：心不全症状の有無（労作時呼吸困難，日常でのむくみ，倦怠感，食事量，睡眠，夜間尿，トイレの回数，排便状況など，経過での変化の有無）を確認する。
- 高血圧，糖尿病，脂質異常症などの併存症（複数の医療機関で管理されていることもあり，注意する）を確認し，喫煙や飲酒習慣の変化，増悪因子となりうる内服状況，不整脈症状の有無，冠動脈疾患症状の有無，生活強度の変化を聴取する。
- 徴候・身体所見：うっ血，低灌流・低心拍出の所見（☞『急性・慢性心不全診療ガイドライン』p.22 図7[1)] 参照）の出現に注意する。

> 血圧，脈拍，体重，SpO_2，呼吸数
> 頸動脈怒張，心音（Ⅲ音・Ⅳ音），心雑音，呼吸音（ラ音など），肝腫大，腹水，四肢冷感，浮腫，皮膚所見（ツルゴール）

Ⓑ 胸部 X 線

- 心拡大，肺うっ血，胸水を評価する。検査間隔は重症度に応じて調節する。
- 高齢者や肺疾患合併例などでは症状に乏しい場合もあり，体重増加を認めたときや，新規の不整脈を認めたときなど，追加でも評価する（**図2**）。

Ⓒ 心電図

- 調律（心房細動，期外収縮）の変化，QRS 幅の変化，異常 Q 波や ST-T 変化の出現を評価する。

図2　無症状での心不全増悪例

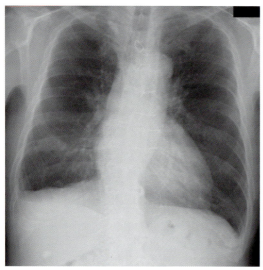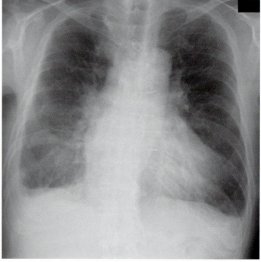

心房細動の出現を契機に体重が1kgほど増加していたが，労作時呼吸困難などの自覚症状に変化は認めなかった。

- QRS 幅が増大時には左室機能の低下を，T 波の変化時には電解質異常を確認する。
- 増悪因子となる虚血性心疾患や心房細動の出現には注意し，ジギタリス内服中の患者では，ジギタリス中毒による心電図変化にも注意する。

D 血液・尿検査

- 各検査項目から心不全に伴う臓器障害の有無および増悪因子の評価を行う。
- BNP/NT-proBNP 値をある数値以下に維持しなければいけないという絶対的な目標値はなく，他の検査と総合的に考える[1]。
  (1) 血算・炎症（WBC，RBC，Hb，Ht，Plt，CRP）
  (2) 腎機能・電解質（Cr，BUN，eGFR，Na，K，Cl）
  (3) 肝機能（AST，ALT，γ-GTP，ALP，LDH，T-Bil，TP，Alb）
  (4) 糖・脂質・尿酸値（血糖，HbA1c，LDL，HDL，TG，UA）：測定間隔は年齢や併存症の状況に応じて調節
  (5) 心負荷（BNP/NT-proBNP）：測定間隔は重症度に応じて調節
  (6) 甲状腺機能（FT_4，TSH）：特にアミオダロン内服中の患者は注意
  (7) 凝固機能（PT）：抗凝固薬を内服中の患者
  (8) 尿（糖，蛋白，潜血）：測定間隔は年齢や併存症の状況に応じて適宜行う

STEP 2 （必要に応じて）

心エコー図検査

- 左室収縮能などの機能変化と，心内圧・前負荷などの状態変化を評価する。
  (1) 形態（左室径，壁厚，左房径・左房容積，右室径，右室肥大の有無）
  (2) 収縮機能（左室駆出率）・拡張機能（左房径・左房容積，E/A pattern，e'，E/e'）
  (3) 左房圧（または左室拡張末期圧）上昇評価（E/A，DcT，PR-PG end）
  (4) 収縮期肺動脈圧上昇評価（TR-PG）
  (5) 心拍出（VTI，心拍数，弁逆流の有無）
  (6) 壁運動異常の有無
  (7) 弁評価
  (8) 血管内容量（IVC 径，IVC 呼吸性変動）
  (9) 右室機能（FAC，TAPSE）

STEP 3 （必要に応じて）

A 心肺運動負荷試験

- 心房細動，ペースメーカ患者の心拍応答や至適プログラム決定，運動時の血圧，不整脈，身体活動の程度の評価，運動能力の変化と治療の評価が必要な場合に行う。

B Holter 心電図検査

- 致死的な不整脈の可能性，徐脈や心房細動を評価する。
- 駆出率が低値の心不全症例は突然死の危険性を有する。
- 拡張型心筋症の45〜87%に非持続性心室頻拍を認め，突然死の独立した危険因子であるかどうかまでは明確でないが，非持続性心室頻拍を認める例で死亡率が高い[2]ので注意を要する。
- 不整脈基質の存在を反映するレートポテンシャルは基礎心疾患により信頼度は異なるが，リスク評価として検討する。

C 心臓CT・MRI，核医学検査
- 心不全増悪因子となる虚血性心疾患の出現が疑われたときに適宜評価する．
- 心筋保護薬を含めた治療の最適化を検討するときに心筋のバイアビリティを評価する．

D 心臓カテーテル検査
- 重症例などで，治療の最適化のために心拍出量や前負荷の正確な評価が望まれる場合などには，右心カテーテルによる血行動態の評価も考慮する．

検査のタイミングと間隔

①心不全の入院治療から外来への移行期
- 退院後早期は，心不全の増悪する可能性が高い[1]ので，早めに増悪チェックの検査を行う．

②安定期
- (1) 心不全増悪・心機能変化の有無，(2) 併存症の増悪や新規出現，(3) 肝機能・腎機能の変化による心不全治療薬の減量調節の可能性の評価を行う．
- 心不全増悪・心機能変化の評価は，主に胸部X線，BNP/NT-proBNP値，心電図の変化などで用い，心機能の変化が疑われた場合には，心エコー図で確認する．
- 心エコー図は，状態に変化がない心不全患者でのルーチンのフォローアップ検査としてはガイドラインで推奨されていない（推奨クラスⅢ）[1]が，原因となる心疾患の心機能評価にはそれぞれ定期的な評価が必要である．
- 実際に，心不全患者では年次的に心機能が変化しうる（図3）[3]ことが報告されており，特に治療介入を行った後には，反応性を評価する．

③増悪時
- 身体所見，胸部X線，血液検査などで心不全の状態を，心電図，血液検査などで増悪因子・誘因を評価する．
- 心不全増悪の評価が難しい場合などは，心内圧や前負荷の状態および心機能変化の有無を心エコー図で評価する．

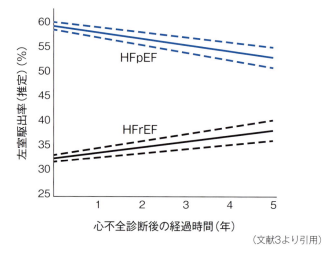

図3　心不全患者における左室駆出率の年次変化の可能性

（文献3より引用）

- 利尿薬を増量する場合が多く，その場合には，腎機能の悪化や電解質の変化に注意する．
- 特に，血清 K 値はループ利尿薬による低下だけでなく，腎機能悪化による上昇も起こるため，高齢者，腎機能低下患者，低心機能患者など予測が難しい患者では検査間隔は短めにする．

> ## Tips & Pitfalls
>
> ### BNP（もしくは NT-proBNP）値だけ変化した場合の注意点
> - 症状や浮腫，体重増加などの所見もなく，BNP（もしくは NT-proBNP）値だけ変化した場合は，徐脈や発作性心房細動などの不整脈の出現の可能性も考え，甲状腺の値などもチェックする．
> - ただし，25〜40％程度の変動と報告されている生物学的変動も勘案する．
>
> ### 血液検査における Hb 値の低下時の注意点
> - 消化管などからの出血のほかに，心不全に伴う造血能の低下，体液貯留による希釈性の低下にも注意する．
>
> ### 心エコー図指標による予後予測
> - 左室駆出率，ストレイン指標や FAC などの心機能関連指標をはじめ，左室容積などの心形態に至るまで，心エコー図指標のほとんどの指標で予後予測につながる報告がなされている．
> - なかでも，体液量管理で用いられる IVC 径は，20mm を超えるくらい高値になると心不全再入院のリスクが上がり，簡便な指標であるが[4]，それを指標とした介入による効果はまだ不明である．

文献
1) 日本循環器学会 / 日本心不全学会合同ガイドライン．急性・慢性心不全診療ガイドライン（2017年改訂版）．
   http://www.j-circ.or.jp/guideline/pdf/JCS2017_tsutsui_h.pdf
2) Meinertz T, et al : Am J Cardiol 53 : 902-907, 1984.
3) Dunlay SM, et al : Circ Heart Fail 5 : 720-726, 2012
4) Pellicori P, et al : JACC Cardiovasc Imaging 6 : 16-28, 2013.

CHECK!

慢性心不全 経過中のセット検査

STEP 1

▶病歴・症状・徴候・身体所見

- ☐ 症状・徴候
  最近の体重推移，労作時呼吸困難の変化，発作性夜間呼吸困難・尿量低下・食欲不振・消化器症状・胸痛の出現の有無，不整脈の自覚など
- ☐ 増悪要因
  感染，塩分・水分の過剰摂取，過労・ストレス，服薬状況
- ☐ 併存症の変化
  冠動脈疾患，高血圧，糖尿病，脂質異常症，COPD，心房細動など
- ☐ 喫煙および飲酒歴の変化
- ☐ 身体所見（体液貯留所見，低灌流所見など）

▶検査（心不全・心機能の評価）

- ☐ 胸部X線　☐ 心電図
- ☐ 血液検査
  - ☐ 血算・炎症（WBC, RBC, Hb, Ht, CRP）
  - ☐ 電解質（Na, K, Cl, Ca, P）　☐ 腎機能（BUN, Cr, eGFR）
  - ☐ 肝機能（AST, ALT, ALP, γ-GTP, LDH, T-bil, Alb）
  - ☐ BNP/NT-proBNP　☐ 凝固マーカー（PT-INR）
  - ☐ 代謝マーカー（血糖値, HbA1c, T-chol, TG, HDL-chol, UA）
  - ☐ 甲状腺機能（TSH, FT_3, FT_4）　☐ 薬物濃度　☐ 検尿

STEP 2

▶心不全・心機能の評価

- ☐ 心エコー図検査

STEP 3

▶必要に応じて追加

- ☐ 心肺運動負荷試験　☐ Holter心電図検査　☐ 心臓CT　☐ 心臓MRI
- ☐ 核医学検査　☐ 心臓カテーテル検査

Ⅲ

心臓の病型に基づくセット検査

III 心臓の病型に基づくセット検査
拡張型心筋症様心臓

奥村貴裕（名古屋大学医学部附属病院重症心不全治療センター）

検査のポイント
- 拡張型心筋症は除外診断名である。診断には，二次性心筋症の鑑別・除外が必須であり，内科的な総合診断力が問われる。
- 心筋症診断の第一歩は虚血性心疾患の否定であるが，拡張型心筋症様心臓を呈する疾患には，特異的な治療が存在するものも含まれ，虚血の否定のみにとどまるべきでない。

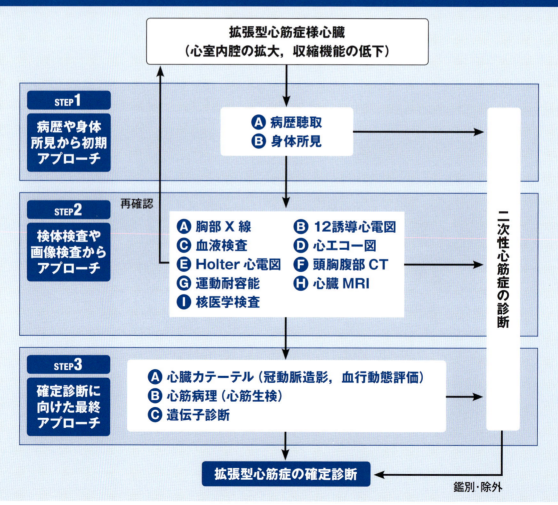

図1 拡張型心筋症様心臓 検査・診断のフローチャート

（文献1を基に作成）

診断の考え方（図1）

- 拡張型心筋症の診断の本質は，二次性心筋症の鑑別である[1]。
- 鑑別すべき主な二次性心筋症の種類と頻度を知っておく（図2）[2]。
- 心筋症診断の第一歩は，虚血性心疾患の否定である。冠動脈造影で侵襲的に虚血を否定した場合，続いて同時に心筋生検を行うべきか，あらかじめ検討しておく。
- ①病歴・身体所見，②検体検査・画像所見，③侵襲度の高い検査の順に，効率のよい診断ストラテジーを組み立てる。
- 頻度の高い疾患，疾患重症度や急変リスクの診断・評価につながる検査の優先度は高い。

検査の選び方・進め方（図1）

STEP1 病歴や身体所見からの初期アプローチ

- 病歴聴取や身体診察をしっかりと行うことが，診断確定への近道である。
- 特徴的なエピソードや身体所見から全身疾患へアプローチする。
- 特徴的な画像所見が確立していない疾患（アルコール性心筋症，薬剤性心筋症，周産期心筋症など）では，病歴が最終的な診断の決め手になる。

A 病歴聴取
- 自覚症状（初発時期，推移）：急性心筋炎を疑う場合は，急変に備える。
- 既往歴，治療歴（輸血，抗がん剤：薬剤名・使用量）。
- 生活歴（喫煙歴，飲酒量），海外渡航歴，過去の健診結果，家族歴（家系図の作成）。

B 身体所見
- 顔貌，体格（四肢，指の長さ），甲状腺の視診・触診，舌の視診。

図2　拡張型心筋様心臓を呈する疾患とその頻度

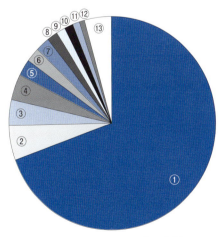

	(%)
①特発性拡張型心筋症	69.8
②高血圧性心筋症	5.2
③心臓サルコイドーシス	3.9
④薬剤性心筋症	3.9
⑤心臓アミロイドーシス	2.6
⑥好酸球性心筋症	2.2
⑦膠原病に合併した心筋症	2.2
⑧頻脈誘発性心筋症	1.7
⑨周産期心筋症	1.3
⑩甲状腺クリーゼ	1.3
⑪筋ジストロフィー	1.3
⑫不整脈原性右室心筋症	0.9
⑬その他	3.9

拡張型心筋症の疑いにて大阪大学に紹介された症例の鑑別診断後の内訳

（文献2を基に作成）

- 眼所見：高血圧性変化，サルコイドーシス，マルファン症候群。
- 皮膚所見：ファブリー病，膠原病，内分泌代謝疾患。
    ※低心機能のわりに血圧が高値の場合：褐色細胞腫の可能性。
- 二次性心筋症を疑う特徴的な症状・身体所見を表1に示す。

STEP2　検体検査や画像検査からのアプローチ

A 胸部X線
- 両側肺門部リンパ節腫大（サルコイドーシス）。

B 12誘導心電図
- 肥大所見，低電位，R波増高不良，伝導障害など。ε波（不整脈原性右室心筋症）。
- 右側胸部誘導のR波増高・低S波（筋ジストロフィー）。
- 左室リバースリモデリングや予後推定に役立つとの報告もある。

表1　心筋症診断と特徴的な所見

疾患	参考となる症状・身体所見・検査所見	疾患	参考となる症状・身体所見・検査所見
虚血性心疾患	陳旧性心筋梗塞の既往，重症心筋虚血　冠動脈CT・冠動脈造影での有意狭窄	膠原病性心筋症	抗核抗体，赤沈，慢性炎症 [SLE] 蝶形紅斑，円板状紅斑，光線過敏症，レイノー症状，関節炎 [強皮症] 皮膚硬化，レイノー症状，間質性肺炎，肺高血圧 [多発筋炎・皮膚筋炎] 筋力低下，倦怠感，ゴットロン徴候，ヘリオトロープ疹
高血圧性心筋症	高血圧の既往，左室肥大　高血圧性眼底所見		
拡張相肥大型心筋症	肥大型心筋症の家族歴，過去健診での心電図異常，過去の心肥大歴		
サルコイドーシス	伝導障害の既往，他臓器でのサルコイドーシスの指摘，皮膚病変，眼病変（ぶどう膜炎）	クッシング症候群	満月様顔貌，中心性肥満，野牛肩，多毛，痤瘡，赤ら顔　コルチゾール・ACTH測定　下垂体腫瘍，副腎腫瘍
アミロイドーシス	他臓器でのアミロイドーシスの指摘　肝脾腫，巨大舌，自律神経障害	褐色細胞腫	血圧高値・変動，頻脈，不整脈，発汗異常　カテコラミン分画測定　副腎腫瘍，MIBGシンチグラフィ
心筋炎	[急性] 先行する感冒症状，発熱 [慢性] 急性心筋炎の既往	先端肥大症	頬骨・下顎の突出，手足のサイズ変化，月経不順，発汗過多　成長ホルモン・IGF-1測定
不整脈源性右室心筋症	不整脈源性右室心筋症の家族歴，脈のとび，ε波，著明な右室拡大	薬剤性心筋症	抗がん剤による治療歴
アルコール性心筋症	過剰なアルコール摂取（10年，90mL/日以上）	放射線性心筋症	放射線治療歴
脚気心	栄養摂取不良，偏食	ファブリー病	脳梗塞・TIAの既往，四肢末端疼痛，低汗症，難聴，角膜病変，マルベリー小体（尿沈査），心筋組織の空胞変性
左室緻密化障害	左室緻密化障害の家族歴	周産期心筋症	妊娠後期～分娩後5カ月
筋ジストロフィー	骨格筋の筋力低下・萎縮，筋ジストロフィーの家族歴，CK高値	シャーガス病	南米での生活歴・渡航歴　抗体価の測定
ミトコンドリア心筋症	ミトコンドリア心筋症の家族歴　難聴，腎機能障害，糖尿病	ヘモクロマトーシス	頻回の輸血歴，CTでのdensity上昇

C 血液検査

- 血算（分画を含む。特に好酸球），生化学一般，尿検査（沈渣を含む），凝固検査。
- BNP：疾患重症度，心負荷の状態把握。
- CK：高値例では，筋炎や筋ジストロフィーなどの筋疾患の可能性。分画の測定，骨格筋生検や遺伝子検査などを考慮。
- 血液培養：敗血症性心筋症の鑑別。
- その他：ACE・リゾチーム・IL-2R（サルコイドーシス），抗核抗体（膠原病），甲状腺機能（甲状腺疾患），鉄・フェリチン（鉄代謝異常），成長ホルモン（先端肥大症），ビタミンB_1（脚気心）。

    ※脚気心や甲状腺クリーゼは緊急対応！
    　疑う場合には，採血結果を待つことなく，迅速な治療へと進む。

D 心エコー図 （☞第V章，p.151～154参照）

E Holter 心電図

- 脈拍数，伝導障害，非持続性心室頻拍，持続性心室頻拍。

F 頭胸腹部 CT

- 全身性疾患のスクリーニングが目的。
- 下垂体（クッシング症候群），リンパ節腫大（サルコイドーシス），副腎腫瘍（褐色細胞腫）など。

G 運動耐容能 （心肺運動負荷試験，あるいは6分間歩行試験）

- 最高酸素摂取量：14 mL/kg/分以下では心臓移植適応も考慮される。

H 心臓 MRI （☞第V章，p.155～159参照）

- 左室形態：網目状の肉柱形成と深い間隙像（左室緻密化障害）。
- ガドリニウム遅延造影（LGE）像：陽性例では予後不良。

I 核医学検査 （☞第V章，p.160～164参照）

- ^{67}Gaシンチグラフィ，^{18}F-FDG PET：心筋の炎症活動性を評価（サルコイドーシス，心筋炎）。
- 二次性心筋症を疑う特徴的な検査所見を表1に示す。

STEP3 確定診断に向けた最終アプローチ

A 心臓カテーテル検査[3]

- 冠動脈造影：虚血性心疾患の鑑別を目的とする。
- 左室造影：拡張末期圧が高い症例では控える。左室緻密化障害では，特徴的な網目状の肉柱形成と深い間隙像を呈する。
- 右心カテ：血行動態を評価する。混合静脈血酸素飽和度（SvO_2）は，末梢臓器灌流のよい指標となる。

B 心筋生検[4]

- 非虚血例では，右室中隔あるいは左室後壁より3～5検体以上を採取する。

- Hematoxylin-Eosin 染色：細胞や核の大きさ・配列，空胞変性など．
- Masson-Trichrome 染色，Picro-Sirius Red 染色：間質線維化．
- PAS 染色：グリコーゲン蓄積．
- 電子顕微鏡用の検体保存（必要に応じて後日提出）が望ましい．固定液が異なることに留意する．

ⓒ 遺伝子診断

- 遺伝の関与が疑われる心筋症も多いが，実臨床において，心筋症の遺伝子診断はいまだ確立していない．
- 筋ジストロフィーやミトコンドリア心筋症といった全身疾患において，診断に利用される．

Tips & Pitfalls

効率のよい診断ストラテジー組み立てのコツ[5]

- 心筋症精査に必要な基本プロトコールをデフォルトとして作成し，病歴や所見に応じて症例ごとに適切な検査を追加・修正すると効率がよい．
- 二次性心筋症の多く，特に全身性疾患では，循環器内科のみでは診断が完結しない．各専門科とともにディスカッションできる体制を作っておく．

心筋生検の病理診断を活かすコツ

- 病理診断の多くは除外診断であり，心筋の病理学的所見のみでは，拡張型心筋症の確定診断に至らない．
- 病理診断書の"DCM compatible"は，蓄積性疾患や浸潤性心筋症などの二次性心筋症を積極的に支持しない非特異的所見のみであり，他の検査所見や病態が合致することではじめて，拡張型心筋症と判断しうることを示す．
- 病理医とともにプレパラートを供覧しつつ，臨床病態と画像所見をともに議論できるとよい．

文献

1) 日本循環器学会：拡張型心筋症ならびに関連する二次性心筋症の診療に関するガイドライン．
   http://www.j-circ.or.jp/guideline/pdf/JCS2011_tomoike_h.pdf
2) 大阪大学医学部附属病院循環器内科学における拡張型心筋症の診療のご案内．
   http://www.cardiology.med.osaka-u.ac.jp/wp-content/uploads/2014/12/Guide-DCM.pdf
3) 猪又孝元編：ザ・マニュアル 心不全の心カテ．メジカルビュー社，2018．
4) 心筋生検研究会：診断モダリティとしての心筋病理．南江堂，2017．
5) 奥村貴裕：Heart View 22(12)：63-68, 2018．

CHECK!

拡張型心筋症様心臓のセット検査

STEP 1
▶ **病歴や身体所見からの初期アプローチ**

- 病歴聴取：自覚症状，既往歴，治療歴，生活歴，海外渡航歴，過去の健診結果，家族歴
- 身体所見：顔貌，体格，甲状腺，舌，眼，皮膚，骨格筋

STEP 2
▶ **検体検査や画像検査からのアプローチ**

- 胸部X線
- 12誘導心電図
- 血液検査
- 心エコー図
- Holter心電図
- 頭胸腹部CT
- 運動耐容能
- 心臓MRI
- 核医学検査

STEP 3
▶ **確定診断に向けた最終アプローチ**

- 心臓カテーテル検査（冠動脈造影・血行動態評価）
- 心筋生検
- 遺伝子検査

■ 名大式心筋症精査プログラム[5]

	Day 1	Day 2	Day 3	Day 4	Day 5	Day 6	Day 7
	胸部X線 12誘導心電図 血算・生化学 脂質一般，感染症，BNP レニン・アルドステロン カテコラミン3分画 尿定性 高感度CRP 高感度トロポニン 鉄，フェリチン etc 心エコー図 頚動脈エコー 簡易ポリグラフ 脈波伝播速度 Holter心電図 肺機能検査 24時間自由行動下血圧			尿中カテコラミン 心筋シンチグラフィ 血糖 HOMA-R 心肺運動負荷試験	心カテ ・右心カテ ・冠動脈造影 ・左室造影 心筋生検 ・光学顕微鏡 ・電子顕微鏡	尿中微量アルブミン 心臓MRI	専門医診察

【必要に応じて評価・考慮】
妊娠　心毒性をもつ薬剤投与歴
頻回の輸血歴
蝶形紅斑　皮膚硬化　レイノー症状
満月様顔貌　中心性肥満
四肢疼痛発作　発汗低下　無汗症
肝脾腫　巨大舌・自律神経障害
肺門リンパ節腫脹
骨格筋生検
抗核抗体　甲状腺機能　遺伝子検査
ACE　リゾチーム　IL-2R
αガラクトシダーゼ　LysoGb3
全身CT・MRI　Gaシンチグラフィ
^{18}F-FDG PET
など

III 心臓の病型に基づくセット検査
肥大型心筋症様心臓

久保 亨（高知大学医学部老年病・循環器内科学）

検査のポイント
- 原因不明の心肥大患者の約1割に二次性心筋症が存在する。二次性心筋症を可能な限り除外した後に肥大型心筋症（HCM）の診断となる。
- HCM様心臓を呈する二次性心筋症の鑑別には，年齢・心臓外症状・家族歴を重視し，次いで生化学検査や心臓所見（画像所見）を用いた診断アプローチを行う。

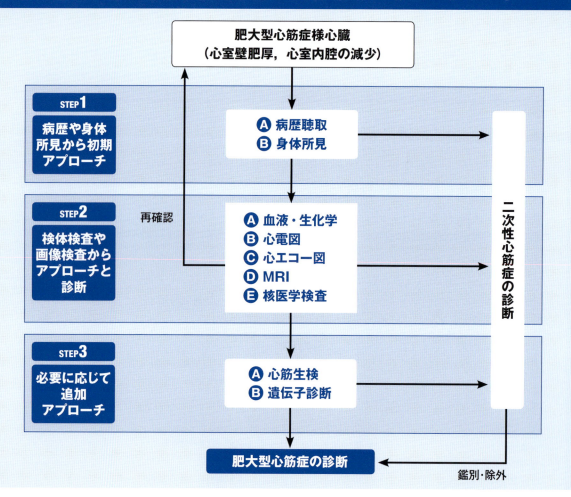

図1 肥大型心筋症様心臓 検査・診断のフローチャート

診断の考え方

- 原因不明の心肥大患者において，4〜6割にサルコメア遺伝子変異が同定され，約1割が二次性心筋症，残りは原因が同定できない群と報告されている[1]。
- 肥大型心筋症（HCM）様心臓を呈する鑑別すべき疾患の種類と頻度を知っておく（図2）[2]。なかには疾患特異的治療が存在するものも含まれており，鑑別する意義は大きい。
- 診断手順として，年齢・病歴・心臓外症状から鑑別することより始める。
- 図2に示した疾患以外にも，海外ではフリードライヒ失調症が鑑別に挙がり，また一過性の壁肥厚を呈する疾患には急性心筋炎や心臓サルコイドーシスも鑑別に挙がる。
- 心電図や心エコー図，血液検査で疾患に特徴的な所見の有無を確認する。鑑別診断に挙がった疾患を念頭に次の検査に進む。心臓MRIや核医学検査で診断がほぼ確定するものも存在する。
- 拡張型心筋症（DCM）様心臓に比べると，侵襲的な検査の実施は比較的少なく，[STEP 2]までで診断することが多い。
- HCM様心臓の精査ではルーチン検査として心筋生検はあまり行われないが，症状が強い場合や二次性心筋症を積極的に疑う場合は心筋生検を行う。
- 遺伝子診断が診断確定に必要な疾患も存在している。

検査の選び方・進め方（図1）

STEP1　病歴や身体所見からの初期アプローチ

A 病歴聴取，B 身体所見

- 発症年齢は極めて重要な情報である（図2）[2]。乳児小児期・思春期・中年以降と発症年齢を知っておくことで鑑別疾患を絞ることができる。
- 心臓外症状から全身疾患を疑い，アプローチする（表1）[3]。身体所見では手根管症候群の手術痕なども重要な情報となる。
- 家族歴も重要であり，可能な限り家系図の作成を行う。表2に心肥大を呈する疾患の遺伝形式を示す。

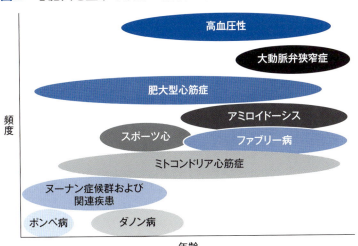

図2　心肥大を呈する疾患の頻度と年齢

（文献2を一部改変引用）

表1 心臓外症状と心肥大を呈する二次性心筋症

症状	疾患
知能低下・精神発達遅滞	ミトコンドリア病 ヌーナン症候群および関連疾患 ダノン病
特徴的な顔貌	ヌーナン症候群および関連疾患
難聴	ミトコンドリア病 ファブリー病 ヌーナン症候群関連疾患
視力低下	ミトコンドリア病 トランスサイレチン型アミロイドーシス ダノン病
歩行障害	フリードライヒ失調症
胸郭・関節異常	ヌーナン症候群および関連疾患
末梢神経障害	アミロイドーシス ファブリー病
手根管症候群	トランスサイレチン型アミロイドーシス
腰部脊柱管狭窄症	トランスサイレチン型アミロイドーシス
筋力低下	ミトコンドリア病
眼瞼下垂	ミトコンドリア病
被角血管腫・低汗症	ファブリー病
色素沈着	ヌーナン症候群関連疾患

ヌーナン症候群および関連疾患（レオパード症候群，コステロ症候群，CFC症候群）は，それぞれ心臓外症状が異なる。（文献3より一部改変引用）

STEP2 検体検査や画像検査からのアプローチと診断

- 検体検査や画像検査から疾患を鑑別していく。**表2**にHCM様心肥大を呈する二次性心筋症の特徴的な検査所見を示す[3]。これらの特徴的な所見が各疾患で常に存在するわけではない点に注意が必要である。
- 画像検査では，心臓の検査所見として，心電図・心エコー図検査を基に鑑別診断を挙げ，必要に応じて心臓MRIや核医学検査を実施する。疾患ごとの心臓所見を**表2**に示す。

Ⓐ 血液検査
- すべての患者に行う項目（1st レベル）：CK，腎機能，蛋白尿，肝機能。
- 特異的疾患を疑った場合（2nd レベル）：αガラクトシダーゼ活性，乳酸，ミオグロビン尿，血清および尿中免疫グロブリンを測定する。

Ⓑ 12誘導心電図
- 肥大所見，異常Q波，PQ時間，伝導障害などを参考にする。

Ⓒ 心エコー図検査
- 非対称性中隔肥厚（ASH）は基本的にはHCMを疑う所見である。二次性心筋症では，一般的にびまん性心肥大を呈することが多い。

表2 HCM および HCM 様心肥大を呈する疾患の臨床像

疾患	遺伝形式	特徴的な生化学・心電図・画像検査所見
肥大型心筋症	AD	非対称性中隔肥厚
アミロイドーシス	AD（遺伝性TTR）	蛋白尿・腎機能障害，四肢誘導の低電位，前胸部誘導の偽性心筋梗塞パターン（野生型 TTR アミロイドーシスでは上記所見揃わず） 伝導障害（右脚ブロックなど），びまん性心肥大，心内膜側 LGE ^{99m}Tc-PYP あるいは ^{99m}Tc-DPD シンチグラフィ陽性（主に TTR 型）
ファブリー病	X連鎖性	蛋白尿・腎機能障害，αガラクトシダーゼ酵素活性低値，PR 時間短縮（初期），房室ブロック（進行期），びまん性心肥大，後側壁 LGE
ミトコンドリア病	母系遺伝（成人例・小児例）	CK 高値，乳酸高値，ミオグロビン尿，房室ブロック（カーンズ・セイヤー症候群）
	AD（主に小児例）	
ヌーナン症候群および関連疾患	AD	肺動脈狭窄，心房中隔欠損
ダノン病	X連鎖性遺伝	CK 高値，著明高電位，PR 時間短縮，房室ブロック，びまん性心肥大（著明）
ポンペ病	AR	著明高電位，びまん性心肥大（著明）

AD：常染色体顕性遺伝，AR：常染色体潜性遺伝，CK：クレアチンキナーゼ，LGE：心臓 MRI でのガドリニウム遅延造影，TTR：トランスサイレチン

（文献3を基に作成）

D 心臓 MRI

- 心臓 MRI では，ガドリニウム遅延造影（LGE）像で特徴的な所見を呈する二次性心筋症が存在する。
- LGE の広がりの程度は HCM の予後とも関連することが報告されており，リスクアセスメントにも有用である。
- 最近では T1マッピングも疾患鑑別に有効との報告がある。

E 核医学検査

- ^{99m}テクネチウム（Tc）標識ピロリン酸シンチグラフィは，トランスサイレチン（TTR）型アミロイドーシスの診断に有用である。

STEP3 必要に応じて追加アプローチ

A 心筋生検

- HCM 様心臓患者では症状がない，あるいは軽微な場合も少なくないため，一般的には心筋生検はルーチン検査としては行われない。ただし，二次性心筋症を積極的に疑う場合は心筋生検を行う。
- 特に，アミロイドーシスやファブリー病のような蓄積性疾患を疑う場合は，心筋生検は確定診断に大きな役割を果たす。
- 病理検査への依頼には，具体的にどのような疾患を疑っているかを明記することも正確な診断を得るためには重要である。

B 遺伝子診断

- 家族性疾患である場合や遺伝性二次性心筋症を疑う状況の際には，遺伝子診断を行うことが勧められる。
- ただし，現時点では HCM 様心臓を呈する疾患の遺伝子解析については，ほとんどの疾患で保険診療では実施されていないのが現状であり，当該疾患を扱う研究機関で実施されている。

Tips & Pitfalls

HCM 様心臓の精査

- DCM 様心臓の精査では，冠動脈造影が基本的には必要であり，入院にて精査が行われることが多い。一方で HCM 様心臓の精査では，侵襲的な検査も少なく，また心症状も比較的安定していることが多いため，外来診療にて疾患鑑別が求められることが多い。
- 忙しい外来診療であるからこそ，[STEP 1] に挙げた病歴や身体所見を初診時にしっかりととっておくことが重要である。

遺伝子検査

- 専門の研究施設に依頼する必要がある。また，そこで同定されたバリアントがすぐに病因と判定できない場合も少なくない。
- 病因性の判定には，可能な限り家系内調査を行うことに加えて，遺伝子の種類，バリアントのタイプ，既報の有無，日本人における頻度などから総合的に判断する必要がある。

文献
1) Elliott PM, et al : Eur Heart J 35 : 2733-2779, 2014.
2) Kubo T et al : Curr Cardiol Rep 19 : 65, 2017.
3) Rapezzi C, et al : Eur Heart J 34 : 1448-1458, 2013.

CHECK!

肥大型心筋症様心臓のセット検査

STEP 1

▶ **病歴や身体所見からの初期アプローチ**

- 病歴聴取：年齢，心臓外症状，家族歴（家系図作成），既往歴
- 身体所見：知能・精神症状，顔貌，体格，視力，聴力，筋力，関節，末梢神経，皮膚

STEP 2

▶ **検体検査や画像検査からのアプローチと診断**

- 血液生化学
  [1st レベル] CK，腎機能，蛋白尿の有無，肝機能
  [2nd レベル] αガラクトシダーゼ活性，乳酸，ミオグロビン尿，血清・尿中免疫グロブリン
- 心電図：左室肥大，著明高電位，低電位，異常Q波，PR時間，房室ブロック，伝導障害
- 心エコー図：非対称性中隔肥厚，びまん性心肥大，著明心肥大，肺動脈狭窄，心房中隔欠損
- 心臓MRI：左室形態，ガドリニウム遅延造影（LGE）像の程度と分布，T1マッピング
- 核医学：^{99m}Tc-PYP あるいは ^{99m}Tc-DPD シンチグラフィ（主にTTR型アミロイドーシス）

STEP 3

▶ **必要に応じて追加アプローチ**

- 心筋生検：二次性心筋症疑い
- 遺伝子診断：サルコメア遺伝子，二次性心筋症診断確定（遺伝性TTRアミロイドーシス，ファブリー病，ミトコンドリア病など）

III 心臓の病型に基づくセット検査
弁膜異常

春木伸彦（松江赤十字病院循環器内科）

検査のポイント
- 心不全に弁膜異常，すなわち心臓弁膜症を合併する頻度は高いが，それが心不全の主因であるのか，または心筋症などの基礎疾患が心不全に至る過程で続発した弁膜症なのかを見極める必要がある。
- 弁膜異常の診断には，病歴聴取や特徴的な身体所見（心雑音など），心電図なども重要であるが，その重症度評価や治療方針の決定に関しては心エコー図検査が必要不可欠である。

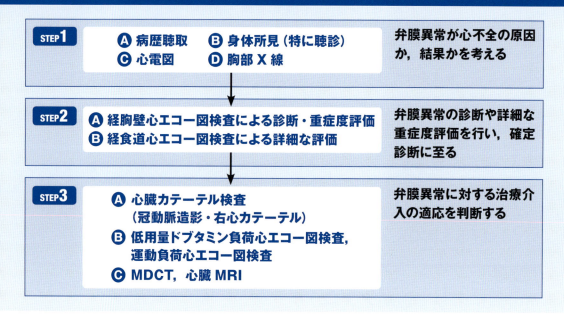

図1　弁膜異常による心不全　検査・診断のフローチャート

STEP1
Ⓐ 病歴聴取　Ⓑ 身体所見（特に聴診）
Ⓒ 心電図　Ⓓ 胸部X線
→ 弁膜異常が心不全の原因か，結果かを考える

STEP2
Ⓐ 経胸壁心エコー図検査による診断・重症度評価
Ⓑ 経食道心エコー図検査による詳細な評価
→ 弁膜異常の診断や詳細な重症度評価を行い，確定診断に至る

STEP3
Ⓐ 心臓カテーテル検査（冠動脈造影・右心カテーテル）
Ⓑ 低用量ドブタミン負荷心エコー図検査，運動負荷心エコー図検査
Ⓒ MDCT，心臓MRI
→ 弁膜異常に対する治療介入の適応を判断する

診断の考え方

- 本邦ではリウマチ熱の減少によってリウマチ性弁膜症が減少している一方で，高齢化社会の到来によって加齢変性や動脈硬化性，虚血などに関連する弁膜症が激増している。
- 心不全が疑われて心エコー図検査を施行された患者の14%に中等症以上の有意な弁膜症が存在し[1]，その大部分を大動脈弁狭窄症（AS）または僧帽弁閉鎖不全症（MR）が占めると報告されている[2]。
- 心不全患者に弁膜症が存在するとき，それが重症の基準を満たしていれば心不全の原因になりうるが，逆に軽症の範疇であれば，弁膜症が心不全の主因ではないと考える方が妥当である。

検査の選び方・進め方（図1）

STEP1　病歴や身体所見から弁膜異常が心不全の原因か結果かを考える

Ⓐ 病歴聴取
- 弁膜異常は無症候性の時期に徐々にその重症度を増し，慢性経過の中で心不全症状を契機に発見されることが少なくない．
- 急性発症の弁膜異常は，虚血による腱索や乳頭筋の断裂で生じるMRや，感染性心内膜炎によるMRや大動脈閉鎖不全症（AR）などが考えられる．
- ASによる心不全は，以下の2つのタイプが考えられる．
  (1) 駆出率が保持されているにもかかわらず求心性肥大による拡張不全によって生じる心不全（いわゆるHFpEF）
  (2) 長期にわたるASの結果，後負荷不適合により左室収縮能が低下して生じる心不全（いわゆるHFrEF）
- MRは弁尖や腱索の器質的病変による一次性と，左室や弁輪の拡大による二次性に大別される．
- 二次性MRは，拡張型心筋症や虚血性心筋症を背景とし，弁尖の接合が大きく心尖部方向に偏位するtetheringが基本的機序であることから，基礎疾患の鑑別が重要である．

Ⓑ 聴診
- 弁膜異常の存在を第1に疑う手がかりは聴診であり，心雑音が聴取される部位やその時相から当たりをつける．
- 弁膜異常の重症度と心雑音の大きさは相関しないことに注意する．特に二次性MRの場合，重症度に比して心雑音は小さいことが多い．

Ⓒ 心電図
- AS：左室肥大を反映した心電図所見（左側胸部誘導のR波増高，ストレイン型ST-T変化）．
- 僧帽弁疾患：左房負荷を反映した僧帽性P波（幅広い二峰性のP波，V_1誘導で二相性のP波）．

Ⓓ 胸部X線
- AS：求心性肥大のため心拡大がみられないことが多いが，第4弓が丸みを帯びることがある．
- MR：左房負荷と左室容量負荷を反映して，左第3・4弓の拡大がみられる．

STEP2　弁膜異常の診断や詳細な重症度評価を行い，確定診断に至る

[大動脈弁狭窄症：AS]
Ⓐ 経胸壁心エコー図検査（TTE）：ASの重症度基準（表1）
- TTEの連続波ドプラ法で大動脈弁通過最高血流速度，大動脈左室間平均圧較差を計測し，連続の式によって大動脈弁口面積（AVA）を算出する方法と，弁口を直接トレースするプラニメトリ法がある．
- これらの重症度基準はしばしばお互いに一致しない[3]（図2）．
- AVAが1.0cm^{2}未満にもかかわらず，体表面積で補正した一回拍出量（SV）が35mL/m^{2}以下に低下しているために，平均圧較差が重症の基準を下回っているものをlow-flow low-gradient severe AS（LFL-SAS）と呼び，そのうちLVEFが低下しているものはclassical LFLG-SAS，LVEFが保持されているものはparadoxical LFLPG-SASと定義される．

表1 大動脈弁狭窄症の重症度基準

	軽症	中等症	重症
大動脈弁通過最高血流速度（m/s）	2.5〜2.9	3.0〜4.0	≧ 4.0
大動脈左室平均圧較差（mmHg）	< 20	20〜40	≧ 40
大動脈弁口面積（cm²）	> 1.5	1.0〜1.5	≦ 1.0
大動脈弁口面積係数（cm²/m²）	> 0.85	0.6〜0.85	≦ 0.6

図2 大動脈弁狭窄症の重症度基準の乖離

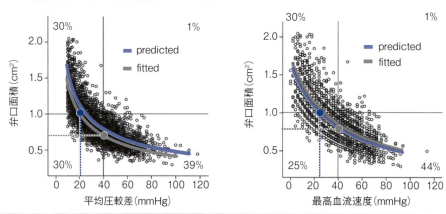

	大動脈弁口面積（AVA）	平均圧較差（mean PG）	最高血流速度（peak V）
AVA = 1.0cm²		21mmHg	3.3m/s
mean PG = 40mmHg	0.75cm²		
peak V = 4m/s	0.82cm²		

弁口面積＜2.0cm²かつ%FS≧35%を満たす3,483件の心エコー図検査。重症の基準のAVA＝1.0cm²はmean PG＝21mmHg，peak V＝3.3m/sに相当し，逆にmean PG＝40mmHgはAVA＝0.75cm²，peak V＝4.0はAVA＝0.82cm²に相当する。これが，重症度基準がお互いに一致しない理由。　　　　　（文献3より引用改変）

図3 三次元経食道心エコー図法（3D TEE）による大動脈弁口面積の測定

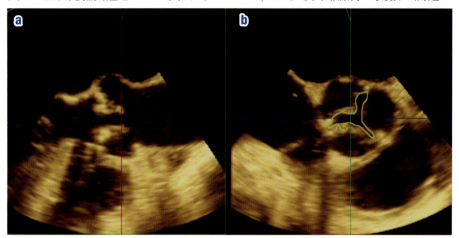

a：2Dバイプレーンモードにより比較的フレームレートの高い画像でAVAを測定できる。
b：3Dでは大動脈弁の長軸像およびこれに直行する短軸像を切り出し，より正確な弁口面積を測定できる。

B 経食道心エコー図検査（TEE）

- ASの診断にTEEは必須ではないが，TTEで描出が悪く，正確に弁口面積や大動脈根部（大動脈弁輪，バルサルバ洞，sinotubular junctionなどの径）の計測が困難な場合には積極的に行う。
- 3D TEEを使用し，左室長軸およびこれに直行する短軸断面を切り出すことで，最大弁開放時の最小弁口面積を捉えることができる[4]（図3）。

[僧帽弁閉鎖不全症：MR]
A TTE：MRの重症度基準（表2）

- MRの重症度は左室のloading conditionsや収縮期血圧に影響を受けることに注意する。
- MRの定量化には，連続の式とPISA法がある。

表2　僧帽弁逆流の重症度基準

	軽症	中等症	重症
定性・半定量評価			
逆流ジェット面積／左房面積	< 20%	20〜40%	≧ 40%
vena contracta width	< 3mm	3〜6.9mm	≧ 7mm（≧ 4mm）
肺静脈血流	収縮期波優位	収縮期波減高	収縮期逆行波
定量評価			
逆流量（RV）	< 30mL	30〜59mL	≧ 60mL
逆流率（RF）	< 30%	40〜49%	≧ 50%
有効逆流弁口面積（ERO）	< 0.2cm²	0.2〜0.39cm²	≧ 0.4cm²

図4　3D TEEによる僧帽弁形態や逆流の評価

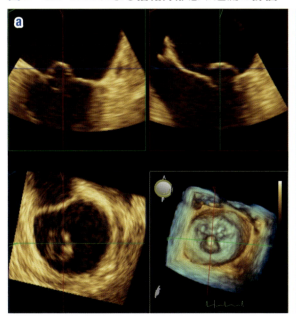
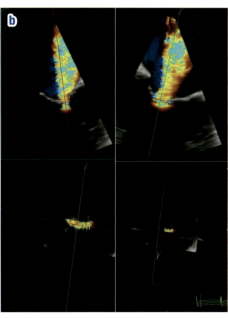

- PISA 法は左室内から僧帽弁逆流弁口部へ向かう加速血流がドプラ法の折り返し現象のため，青から赤に変化する面を半球と仮定して計測する方法であるが，逆流口が複数ある場合はこの方法は適さない．
- 二次性 MR の場合，PISA の形状が球形でなく三日月状のため PISA サイズを過小評価し，ERO が小さくなる可能性がある．また MR が dynamic に変化するため定量化には限界があるが，PISA 法よりも連続の式での評価が望ましい．
- 連続の式は左室流入血流量と駆出血流量の差から MR の逆流量を求める方法だが，AR や心内シャントを合併する場合は不向きで，多数の測定項目が誤差を生み，逆流を過大評価することが少なくない．

B TEE

- 3D TEE を用いると，心臓外科医が手術の際に観察するのと同じように（surgeon's view）左房側から僧帽弁の立体構造を観察することができ，僧帽弁逸脱症における逸脱部位やその範囲などを容易に同定することができる（図4a）．
- 逆流の重症度は，3D カラーモードで vena contracta area（VCA）を計測することで定量的な評価も可能である（図4b）．

STEP3 弁膜異常に対する治療介入の適応を判断する

- 心不全の原因が弁膜異常によるものか，つまり弁膜症に対する治療介入によって心不全が改善する見込みがあるかどうかを判断する．

[大動脈弁狭窄症：AS]

- 重症 AS に対する治療介入には，外科的弁置換術または経カテーテル的大動脈弁移植術（TAVI）がある．
- classical LFLG-SAS は，低用量ドブタミン負荷心エコー図検査（DSE）を行い，SV を増加させて圧較差が上昇しても弁口面積が小さいままであれば「真の重症 AS」，弁口面積が大きくなれば「偽性重症 AS」と判断する（図5）[5]．
- DSE により SV が20％以上増加しないときは，MDCT による大動脈弁のカルシウムスコアを参考に治療方針を決定する（図5）[5]．
- AS の診断に心臓カテーテル検査は必須ではないが，治療介入を検討する場合は冠動脈狭窄病変の有無を評価する必要がある．
- 冠動脈の評価は MDCT でも代用可能で，併せて弁輪や弁尖の石灰化や，大動脈根部の情報（弁輪から冠動脈入口部までの距離など）も得ることが可能．
- 心臓 MRI による遅延造影所見は心筋の線維化の程度を反映しており，重症 AS の予後判定に有用との報告もある．

[僧帽弁閉鎖不全症：MR]

- 心エコー図で重症度判定に悩む症例に対しては，右心カテーテルや左室造影を考慮する．
- 二次性 MR では安静時に軽症であっても，前負荷・後負荷のわずかな変化で逆流量が大きく変化し，容易に左房圧上昇，肺高血圧をきたすことが少なくないことから，運動負荷心エコー図検査で負荷状態を変化させ，逆流量の変化や肺高血圧の出現の有無を判定し，正確な病態評価や治療方針の決定に活かす．
- 治療介入は，外科的僧帽弁形成術／僧帽弁置換術または経皮的僧帽弁接合不全修復術（MitraClip®）を考慮する．

図5 classical LFLG-SAS の診断プロセス

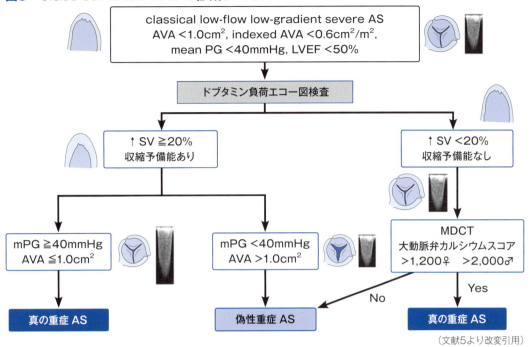

（文献5より改変引用）

- 治療介入を検討する場合は、冠動脈病変の有無を評価する必要があるが、MDCT でも代用可能。
- 二次性 MR では、左室機能低下の原因として冠動脈疾患を鑑別することは必須。

Tips & Pitfalls

- 弁膜異常による心不全の診断やその治療方針の決定には、心エコー図検査が必要不可欠。
- 各弁膜症の重症度基準に照らし合わせて、重症の範疇であれば心不全の主因であると考えてよい。
- 実際に心エコー図検査を自らで行う医師は少ないかもしれないが、検査担当者が行った所見をそのまま鵜呑みにせず、実際の心エコー図画像を見て、所見に矛盾がないかを医師自身が必ず確認する。
- 心エコー図検査の重症度診断と臨床所見の間に矛盾が生じたときは、負荷心エコー図やその他のモダリティを活用して、正確な診断・治療方針にたどり着くよう心がける。

CHECK!

弁膜異常による心不全のセット検査

STEP 1
▶弁膜異常が心不全の原因か結果かを考える

- 病歴聴取：過去に心雑音の指摘はないか？ 弁膜症と診断されていないか？
- 身体所見（特に聴診）：収縮期雑音？ 拡張期雑音？ どの部位で聴取されるか？
- 心電図，胸部 X 線：弁膜異常を裏付ける変化があるか？

STEP 2
▶弁膜異常の診断や詳細な重症度評価を行い確定診断に至る

- 経胸壁心エコー図検査：弁膜異常の診断に必須。重症度判定は？
- 経食道心エコー図検査：経胸壁心エコー図検査の補足として行う。

STEP 3
▶弁膜異常に対する治療介入の適応を判断する

- 心臓カテーテル検査（冠動脈造影，右心カテーテル）：必須でない場合が多いが，治療介入を見据えた補助診断として行う。
- 低用量ドブタミン負荷・運動負荷心エコー図検査：治療介入の適応を判断するため。
- MDCT，心臓 MRI：心臓カテーテル検査の代用として。副次的な情報も得られる。

文献
1）Marciniak A, et al：BMJ Open 7：e012240, 2017.
2）Iung B, et al：Eur Heart J 24：1231-1243, 2003.
3）Minners J, et al：Eur Heart J 29：1043-1048, 2008.
4）Nakai H, et al：Eur J Echocardiogr 11: 369-376, 2010.
5）Pibarot P, et al：J Am Coll Cardiol 60: 1845-53, 2012.

III 心臓の病型に基づくセット検査
肺高血圧症

中摩健二（日本医科大学武蔵小杉病院循環器内科）

検査のポイント

- 肺高血圧症（PH）において，「肺動脈自体の障害」が原因の1群・肺動脈性肺高血圧症（PAH）と4群・慢性血栓塞栓性肺高血圧症（CTEPH）は有効な特異的治療が定まっており，予後改善のためには正確で迅速な診断が必須となる。
- 一方で，PH は「多様な疾患の反応性の病態」の場合もあり，複数の病態が存在する中で明確に分類できない場合も多く存在するため，その鑑別は極力網羅的に検査を行い，結果を総合的に判断するべきである。

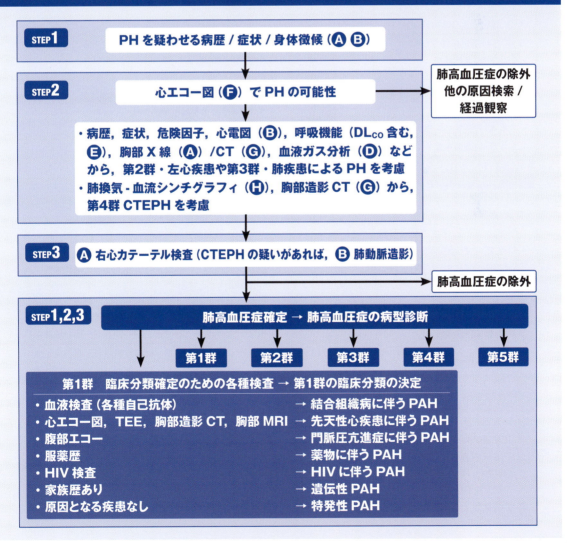

図1 肺高血圧症 検査・診断のフローチャート

診断の考え方

- 肺高血圧症（PH）は息切れや右心負荷所見より疑い，心エコー図から始まる診断アルゴリズムに沿って診療を行う（**図1**）[1]。
- PHの臨床分類では，1群の肺動脈性肺高血圧症（PAH）から5群の複合要因によるPHまで分類されている（**表1**）[2]。
- PH診断の中で，厚生労働省指定難病である1群のPAHと4群の慢性血栓塞栓性肺高血圧症（CTEPH）は予後改善に結びつく有効な治療が定まっている。
- 肺動脈造影など高侵襲検査以外は，網羅的に検査し，診断する。
- 重症例，肺換気-血流シンチグラフィ（V/Qシンチグラフィ）が施行できない場合，肺動脈造

表1 肺高血圧症の臨床分類（ニース分類）

1群. 肺動脈性肺高血圧	3群. 肺疾患 および / または 低酸素血症による肺高血圧症
1.1 特発性	3.1 慢性閉塞性肺疾患
1.2 遺伝性	3.2 間質性肺疾患
1.2.1 BMPR2遺伝子変異	3.3 拘束性と閉塞性の混合障害を伴う他の肺疾患
1.2.2 その他の遺伝子変異	3.4 睡眠呼吸障害
1.3 薬物および毒物誘発性	3.5 肺胞低換気症候群
1.4 各種疾患に伴うもの	3.6 高所慢性曝露
1.4.1 結合組織病	3.7 発育障害
1.4.2 HIV感染	**4群. 慢性血栓塞栓性肺高血圧 および その他の肺動脈閉塞**
1.4.3 門脈圧亢進	4.1 慢性血栓塞栓性肺高血圧
1.4.4 先天性心疾患	4.2 その他の肺動脈閉塞
1.4.5 住血吸虫症	4.2.1 血管肉腫
1'群. 肺静脈閉塞疾患 および / または 肺毛細血管腫症	4.2.2 その他の血管内腫瘍
1'.1 特発性	4.2.3 動脈炎
1'.2 遺伝性	4.2.4 先天性肺動脈狭窄症
1'.2.1 EIF2AK4遺伝子変異	4.2.5 寄生虫（包虫症）
1'.2.2 その他の遺伝子変異	**5群. 原因不明の複合的要因による肺高血圧**
1'.3 薬物，毒物および放射線誘発性	5.1 血液疾患（慢性溶血性貧血，骨髄増殖性疾患，脾摘出）
1'.4 各種疾患に伴うもの	5.2 全身性疾患（サルコイドーシス，肺ランゲルハンス細胞組織球症，リンパ脈管筋腫症）
1'.4.1 結合組織病	5.3 代謝性疾患（糖原病，ゴーシェ病，甲状腺疾患）
1'.4.2 HIV感染	5.4 その他（腫瘍塞栓，線維性縦隔炎，慢性腎不全，区域肺高血圧）
1''群. 新生児遷延性肺高血圧症	
2群. 左心疾患による肺高血圧	
2.1 左室収縮不全	
2.2 左室拡張不全	
2.3 弁膜疾患	
2.4 先天性/後天性の左室流入路/流出路閉塞および先天性心筋症	
2.5 先天性/後天性肺静脈狭窄症	

（文献5より引用）

影の実施・解釈に慣れていない施設の場合，早めのタイミングで専門施設への転院も考慮する。

検査の選び方・進め方（図1）

- 自覚症状や，発症の高リスク群の患者を心エコー図でスクリーニングする。
- 低侵襲検査（後述☞ STEP 2）で，左心疾患，肺疾患を診断し，2群/3群のPHの可能性を検討する。また，4群の鑑別にはV/Qシンチグラフィが有用。
- 右心カテーテルで診断確定。すべての除外診断を経た後，1群の特発性PAHと診断される。

STEP 1　病歴や身体所見からの初期アプローチ

Ⓐ 問診
- 自覚症状：息切れ（前かがみで掃除機をかけるとき，階段昇降時など具体的な場面），運動耐容能（同年代・同性の歩行速度と比較），失神，胸痛，咳嗽（通常PHでは認めないが，肺疾患や5群の肺動脈腫瘍塞栓微小血管症性肺高血圧［PTTM］では特徴的）。
- 既往歴，併存疾患：結合組織病，HIV感染，先天性心疾患，肝疾患，慢性閉塞性肺疾患（COPD）/特発性肺線維症（IPF）/気腫合併肺線維症（CPFE），左心不全，深部静脈血栓症/肺塞栓症の既往，甲状腺機能異常。
- 服薬歴：痩せ薬（フェンフルラミン），覚醒剤，漢方薬（潰瘍性大腸炎に対する青黛）。
- 嗜好歴（飲酒歴，喫煙歴）。
- 家族歴。

Ⓑ 身体所見
- 肺高血圧：第Ⅱ音肺動脈成分の亢進，右室拍動，肺動脈性駆出雑音（心音の到達しない肺野領域や背部で収縮期に一致する血管雑音）。
- 右心不全：頸静脈怒張，肝腫大，下腿浮腫。
- 発熱，顔面紅潮，レイノー症状，光線過敏，関節痛（初発の結合組織病の症状）。

STEP 2　検査所見や画像診断からのアプローチ

Ⓐ 胸部X線
- 肺高血圧：左第2弓の突出，両側中枢側肺動脈の拡張（図2a）。
- 右心不全への進行例：右房，右室の拡張に伴う心拡大。
- 中枢側肺動脈の瘤状拡張：シャント性心疾患（図2b）。
- 3群PHの鑑別で特に有用。

Ⓑ 心電図
- 右室負荷所見：右室肥大　① V_1 誘導のR波の増高（R/S＞1で0.7mV以上），② V_5 もしくは V_6 誘導のS波の深化（R/S＜1で0.7mV以上），③右軸偏位（図2c）。
- V_1 誘導のR波増高や右側胸部誘導中心のT波の陰転化（図2c）。

Ⓒ 血液検査
- 血算（分画を含む）生化学一般，尿酸値。
- BNP/NT-proBNP（重症度，予後指標）。
- Dダイマー/プロテインC/プロテインS/アンチトロンビンⅢ/抗カルジオリピン抗体/

図2 肺高血圧症の検査画像所見

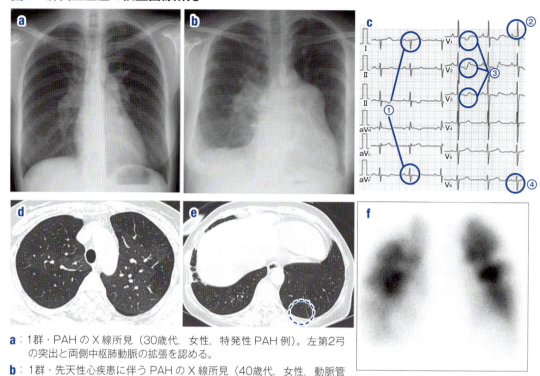

a：1群・PAH の X 線所見（30歳代，女性，特発性 PAH 例）。左第2弓の突出と両側中枢肺動脈の拡張を認める。
b：1群・先天性心疾患に伴う PAH の X 線所見（40歳代，女性，動脈管開存閉鎖術後の PAH 例）。著明な肺動脈拡張，左第2弓は肺動脈瘤と心拡大を認める。
c：特発性 PAH 例の心電図所見。①右軸偏位，②V_1 の R 波増高，③右側胸部誘導の T 波の陰転化，④V_6 の深い S 波。
d：CT 所見。高吸収域と低吸収域の混在するモザイク灌流パターン（60歳代，女性，4群 CTEPH 例）。
e：CT 所見。胸膜直下の索状影（青丸）（60歳代，女性，4群 CTEPH 例）。
f：V/Q シンチグラフィ所見。両肺野に多発する楔形の陰影欠損を認める（60歳代，女性，4群 CTEPH 例）。

ループスアンチコアグラント（先天性凝固異常の有無，慢性血栓塞栓性肺高血圧）。
- 赤沈/CRP/sIL-2R（大動脈炎症候群やサルコイドーシスなどの炎症性疾患）。
- FT_3/FT_4/TSH（甲状腺機能異常）。
- 抗核抗体/抗 DNA 抗体/抗 SS-A 抗体/抗セントロメア抗体/抗 Scl-70抗体/抗 U1-RNP 抗体/MPO-ANCA/PR3-ANCA（結合組織病の鑑別，抗核抗体は特発性 PAH の40％の症例で低力価陽性）。
- HIV/HBV/HCV（ウイルス性疾患の合併）。
- アンモニア，総胆汁酸（門脈圧亢進の鑑別，肝硬変，門脈体循環シャント）。
- KL-6/SP-A/SP-D（間質性肺炎）。

D 血液ガス分析
- 多くは低炭酸ガス血症を伴う低酸素血症。
- 高炭酸ガス血症を認める場合は，COPD や肺胞低換気症候群を疑う。

E 呼吸機能検査（DL_{CO} 含む）
- 3群 PH の鑑別で有用。
- COPD では閉塞性換気障害，IPF では拘束性換気障害を呈する。
- 肺拡散能（DL_{CO}）は PH で低下傾向を示すが，特発性 PAH よりも肺静脈閉塞症（PVOD）/肺毛細血管腫症（PCH）や，結合組織病性 PAH（強皮症），3群 PH で顕著である。

F 経胸壁・経食道心エコー図検査 （☞V章 p.151～154参照）

G CT
- 3群 PH の鑑別に有用。
- CTEPH：造影 CT で肺動脈内血栓像を確認できれば CTEPH の診断に有用（ただし，末梢型 CTEPH の多くは CT では診断困難），単純 CT で血流の混在を表すモザイク灌流パターン（図2d），胸膜直下の索状影（図2e 青丸）。
- PVOD/PCH：HRCT で小葉中心性のスリガラス様陰影（GGO）を伴った限局性の水腫や小葉間隔壁の肥厚。
- 門脈圧亢進：食道静脈瘤，脾腫，腹部ダイナミック CT で肝内シャント性疾患に有用。

H V/Q シンチグラフィ
- 4群 CTEPH の鑑別に有用。
- CT で診断困難な末梢塞栓も区域性血流分布欠損として描出可能（図2f）。
- 肺血流シンチグラフィは肺実質障害部位でも血流欠損を生じるため，胸部 CT や換気シンチグラフィの所見と併せて判断が必要。

I 6分間歩行試験
- 過去の大規模臨床試験の主要評価項目となっている。歩行距離≦300m もしくは試験中に酸素飽和度が10％以上低下する例は，予後不良の指標となる[3]。

STEP3 確定診断に向けた最終アプローチ

A 右心カテーテル検査[4]
- 右心カテーテル：診断の要。遺伝性 PAH，結合組織病性 PAH を疑っている場合は mPAP 21～24mmHg と肺高血圧の定義を満たさない場合でも慎重に経過観察。

B 肺動脈造影[4]
- V/Q シンチグラフィでミスマッチを認め，4群 CTEPH を疑う場合（図3）。

C 遺伝子診断
- BMPR2遺伝子（遺伝性 PAH。遺伝子カウンセリング体制が必要）。

図3 肺動脈造影（右肺動脈）

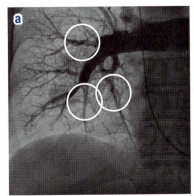 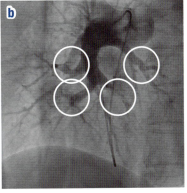

60歳代，女性，4群 CTEPH 例。**a**：正面像　**b**：左前斜位。web, abrupt narrowing などの混在を認める（白丸）。

Tips & Pitfalls

見落としのない診断のために

- 肺高血圧の多くは，結合組織病，肺疾患，肝疾患など全身疾患が基礎にあり，循環器内科のみでは診断が困難なばかりか，疑い患者のリストアップさえできない。各専門科との連携を大切にする。
- PH精査に必要な問診・検査プロトコールを作成し，肺動脈造影など高侵襲検査を除いて網羅的にすべての検査を行う。

2群PH，3群PH，強皮症に伴うPHの注意点

- 2群PHにおいて，左心不全に伴う肺静脈圧の上昇のみでは説明しきれない肺高血圧を呈する症例が存在する（拡張期動脈圧－肺動脈楔入圧≧7mmHgまたは肺血管抵抗＞3 wood）。肺動脈の反応性収縮，リモデリングの要素も加わっていると考えられ，combined pre-and postcapillary PHと呼ばれている。
- 2群PHでは利尿薬で治療後にPAWP＜15mmHgとなる症例が多く存在し，1群PAHとの鑑別を要する。表2の所見がある例や，PAWPが高め（具体的には12mmHg）を示すPAHと診断された症例には輸液負荷を追加する（生理食塩水500mLもしくは7mL/kgを5～10分で急速輸液。PAWP＞18mmHgとなれば2群と判断)[5, 6]。1群ではPAWP 3mmHg前後の上昇，2群ではPAWP 7mmHg前後の上昇を認める。
- 3群PHにおいては，以下のいずれかを満たす場合は1群の合併を考慮する。
  （1）呼吸機能が比較的良好（COPDでは％FEV1＞60％，IPFでは％FVC＞70％）で，画像上の病変が軽度
  （2）mPAP≧35mmHgと重症PH
- 結合組織病（特に強皮症）では1群，1'群（肺静脈病変），2群（間質性肺炎），3群（左室拡張不全），4群（肺塞栓症）など，複数の原因を合併する場合が多く，慎重に判断する。

表2 2群PHを疑う所見

臨床所見	心エコー図所見	他の因子
65歳以上	器質的左心疾患 ・弁膜症 ・左房拡大（＞4.2cm） ・心房中隔の左房側への張り出し ・左室収縮不全 ・求心性左室肥大 ・E/e'上昇 ・機能性僧帽弁逆流	心電図 ・左室肥大かつ/または左房負荷 ・心房粗細動 ・左脚ブロック ・異常Q波
左心不全症状 （起座呼吸，発作性夜間呼吸困難）		
メタボリックシンドローム		
心疾患の既往		
心房細動		画像 ・Kerley Bライン ・胸水 ・肺水腫，肺うっ血 ・左房拡大（心臓MRI）
	下記が欠如 ・右室収縮障害 ・肺動脈弁血流の中期ノッチ ・心嚢液貯留	

CHECK!

肺高血圧症のセット検査

STEP 1

▶病歴や身体所見から初期アプローチ

- 病歴聴取：自覚症状，既往歴／併存疾患，服薬歴，嗜好歴，家族歴
- 身体診察：視診，聴診，触診

STEP 2

▶検体検査や画像診断からアプローチ

- 胸部X線
- 心電図
- 血液検査
- 血液ガス分析
- 呼吸機能検査（DL_{CO}含む）
- 心エコー図（経胸壁，経食道）
- CT（造影，HRCT）
- 肺換気-血流シンチグラフィ
- 6分間歩行試験

STEP 3

▶確定診断へ向けた最終アプローチ

- 心臓カテーテル検査：右心カテーテルによる血行動態評価
- 肺動脈造影
- 遺伝子検査：遺伝性PAHを疑う場合は考慮される

文献
1) 日本循環器学会：肺高血圧症治療ガイドライン（2017年改訂版）．2018．
2) Simonneau G, et al：J Am Coll Cardiol 62：D34-D41, 2013.
3) Galiè N, et al：Eur Respir J 34：1219-1263, 2009.
4) 猪又孝元編：ザ・マニュアル 心不全の心カテ．メジカルビュー社，2018.
5) Galiè N, et al：Eur Heart J 37: 67-119, 2016.
6) Naeije R, et al：Circ Heart Fail 10：p ii：e004082, 2017.

III 心臓の病型に基づくセット検査
心膜液

高岡慶光・水野　篤（聖路加国際病院心血管センター）

検査のポイント
- 心膜液貯留をきたす疾患の鑑別診断において，どのような病態・疾患で心膜穿刺が必要になるかを把握しておくことは重要である。
- 病歴，血液検査，画像検査，心膜液性状などの結果から総合的に診断することが求められる。

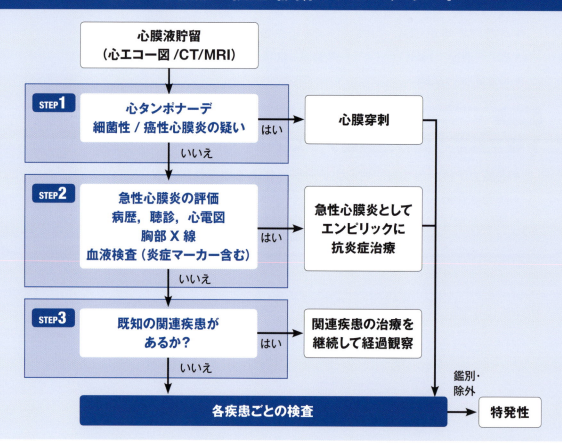

図1　心膜液　検査・診断のフローチャート

（文献1を基に作成）

診断の考え方（図1）

- 鑑別すべき心膜液貯留をきたす疾患の種類とおおまかな頻度を知っておく（**表1**，**図2**）[1,2]。
- 最も多いのは特発性（一部はウイルス性心膜炎）で，1/3を占める。
- 原因検索としては，まず心膜穿刺の適応を考え，急性心膜炎／心筋炎をきたしているかを判断しつつ，臨床所見に応じて疑わしい疾患ごとの検索を行う，3ステップに分けて考える。

検査の選び方・進め方（図1）

STEP1　心膜穿刺の適応・心タンポナーデ・心不全

- 心エコー図やCT，MRIで心膜液貯留を認めたら，まず血行動態に大きく影響を与えている

表1　心膜液貯留の鑑別診断

感染	
ウイルス	エンテロウイルス，ヘルペスウイルス，アデノウイルス，パルボウイルスB19
細菌	*Mycobacterium tuberculosis, Coxiella burnetii, Borrelia burgdorferi, Pneumococcus spp, Meningococcus spp, Gonococcus spp, Streoticiccus spp, Staphylococcus spp, Haemophilus spp, Chlamydia spp, Mycoplasma spp, Legionella spp, Leptospira spp, Listeria spp, Proviencia stuartii*
真菌	*Histoplasma spp, Aspergillus spp, Blastomyces spp, Candida spp*
寄生虫	*Echinococcus spp, Toxoplasma spp*
非感染	
自己免疫	全身性自己免疫疾患，血管炎，サルコイドーシス，家族性地中海熱，炎症性腸疾患，スティル病
悪性腫瘍	原発腫瘍（心膜中皮腫），転移性腫瘍（肺癌，乳癌，リンパ腫）
代謝	尿毒症，粘液水腫，神経性食思不振症
外傷／医原性	早期発症：直接損傷（穿通性胸部損傷など），関接損傷（放射線障害など）
	遅延発症：心筋梗塞後症候群，心膜切除後症候群，医原性
その他	収縮性心膜炎，アミロイドーシス，大動脈解離，慢性心不全（肺動脈性肺高血圧症合併），先天性心膜欠損症，薬剤性

（文献1を基に作成）

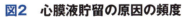

図2　心膜液貯留の原因の頻度

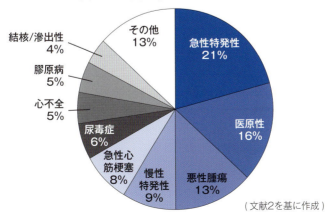

（文献2を基に作成）

かどうか，つまり心タンポナーデ・心不全になっていないかの確認が重要である。
- 心タンポナーデ・心不全の臨床所見としては，頻脈，低血圧，奇脈（吸気時の収縮期血圧の10mmHgを超える低下），頚静脈怒張，心電図（低電位，電気的交互脈），胸部X線での心陰影拡大が挙げられる。奇脈は心タンポナーデに特異的な所見であるため重要である。BNP（NT-proBNP）も心不全の参考とすることが可能であることが多い。
- 上記所見から，心タンポナーデ・心不全が疑われた場合，速やかに心膜穿刺・ドレナージを行う必要がある。
- 発熱（>38℃），亜急性の経過（数日〜数週間かけて症状が進行），大量の心膜液貯留（拡張期のエコーフリースペース>20mm），アスピリン・NSAIDsが無効であった心膜液貯留においても，細菌性心膜炎や癌性心膜炎を疑い，心膜穿刺を施行する。

STEP2 急性心膜炎の評価

- 病歴：鋭い胸膜性胸痛，吸気時での増悪，座位・前かがみで増悪する胸痛は典型的。
- 聴診：心膜摩擦音を聴取する。
- 心電図：広範なST上昇とPR低下を認める。
- 胸部X線：胸膜・肺疾患の確認を行う。肺うっ血，胸水貯留の状況も確認する。
- 血液検査：炎症マーカー（CRP, ESR），白血球数（分画）の上昇を認める。心筋逸脱酵素（CK，トロポニン）の上昇がある場合は，心筋炎の合併を疑う。
- 急性心膜炎がある場合は，NSAIDsなどの抗炎症治療をエンピリックに開始する。

STEP3 各疾患の考え方と検査

- そもそも，特発性に続き医原性が多い。医原性はさすがに病歴聴取によりある程度推定できるが，それ以外の確定診断は難しいことを念頭におきつつ，既存の疾患で心膜炎をきたす原因がないかを確認する。なければ以下のように，疑われる疾患の精査を行っていく。

①ウイルス性心膜炎
- 診断確定には心膜穿刺・心膜生検によるウイルスPCRが必要である。
- PCRは複雑かつコストがかかり，侵襲度も高く，ウイルス性心膜炎のほとんどが合併症をきたさず自然治癒する疾患であることからも，ルーチンでの検査は推奨されない。
- ウイルス抗体価を含めた血清学的検査は，臨床的な診断の役に立たない。

②結核性心膜炎
- 血液検査：クオンティフェロン，T-SPOT。
- 胸部X線：3割が肺結核を合併しているため，肺野の確認を行う。
- CT，MRI：心膜肥厚（>3mm），縦隔・気管支リンパ節腫大。
- 喀痰・胃液・尿の抗酸菌培養。
- 心膜穿刺が困難でリンパ節腫大がある場合は，斜角筋リンパ節生検を施行する。
- 心膜液検査：以下の項目を確認する。特に培養とPCRは確定診断に必須である。
  (1) 抗酸菌培養
  (2) 定量的PCR
  (3) 総蛋白・LDH：上昇している場合は滲出性を示唆するが妥当性は低い。
  (4) 白血球分画：リンパ球優位。
  (5) IFN-γ，ADA，リゾチーム：IFN-γは特に診断精度が高い。ADAは40U/Lが一般的

なカットオフ値として使用されている。
- 3週間病状が継続し，診断が特定されていない場合には心膜生検を考慮する。

③ 細菌性心膜炎
- 稀ではあるが，臨床的には苦労するので忘れない。
- 敗血症をきたしている場合は疑う。
- 抗菌薬投与前に血液培養を採取する。
- 心膜液：細菌・真菌・抗酸菌培養を提出する。特徴としては，心膜液の糖が血糖値と比較して低く，好中球優位の白血球数上昇を認める。
- Q熱が疑われる場合は，*Coxiella burnetii*，ライム病が疑われる場合は，*Borrelia spp* の血清学的検査を行う。

④ 癌性心膜炎
- 二次性悪性腫瘍によるものが一般的であり，原発巣は肺癌・乳癌が多く，悪性リンパ腫，消化管癌が続く[3]。
- 原発腫瘍検索目的に胸腹部CTを施行する。^{18}F-FDG PETも考慮する。
- 心膜液：細胞診は診断感度が低いため，細胞診陰性でも癌性心膜炎を否定してはいけない。陰性の場合は，心膜開窓や心膜鏡下での心膜生検を考慮する。心膜液の腫瘍マーカー（CEA，CYFRA21-1など）も参考になる。肺腺癌では，予後に関わるEGFR遺伝子変異も，心膜液で評価すべきである。悪性リンパ腫を疑う場合はフローサイトメトリーも提出する。

⑤ 自己免疫疾患
- SLE，シェーグレン症候群，関節リウマチ，強皮症が心膜液貯留の原因として多い。
- 血液検査：抗核抗体，抗ENA抗体，ANCA。サルコイドーシスを疑う場合は，ACE，リゾチーム。
- 巨細胞性動脈炎，高安病といった大血管炎，サルコイドーシスを疑う場合はPETを考慮する。
- 心膜炎や周期性発熱の家族歴があり，コルヒチンに抵抗性の場合は，家族性地中海熱やTNF受容体関連周期性症候群を鑑別に挙げ，遺伝子変異解析を検討する。

⑥ post-cardiac injury syndromes
- 心臓の手術後（心膜切開術後症候群）や外傷，心筋梗塞後に心膜炎をきたす症候群である。
- 心臓に何らかの損傷をきたした後に，（1）不明熱，（2）心膜性／胸膜性胸痛，（3）心膜／胸膜摩擦音，（4）心膜液貯留，（5）CRP上昇を伴う胸水貯留のうち2個以上を満たす症例で，本症候群を疑う。

⑦ 慢性心膜液貯留
- 腎不全，甲状腺機能低下症を鑑別に挙げ，腎機能，TSHの評価を行う。
- 特発性の20mmを超える大量の慢性心膜液貯留（＞3カ月）では，心タンポナーデへと進展するリスクが高いため，予防的心膜穿刺・ドレナージが推奨される。

⑧ 収縮性心膜炎[4]
- 心膜液貯留の直接の原因ではないが，臨床的には併存することが多い。常に頭に残しておく必要がある。
- 心膜疾患に伴う心膜の線維性肥厚と癒着のために，心室の拡張期充満が障害される疾患であ

る。右心不全が主体であり，倦怠感，末梢性浮腫，呼吸困難感，腹部膨満感を呈する。
- 細菌性心膜炎から移行するリスクが高い。
- 心エコー図：心房と比較し，心室が狭小化。心室中隔の奇異性運動。下大静脈呼吸性変動消失。
- 画像検査：胸部X線・CTで心膜肥厚や石灰化，心臓MRIで肥厚した心膜の異常造影効果，心室中隔の奇異性運動を観察できる。
- 心臓カテーテル検査（両心カテ）：心室圧のdip & plateau，心房圧のW or M字パターン（x谷・y谷の急峻化），両心室拡張末期圧の同等化，RVEDP > RVSP，RVSP ≦50mmHg，1回拍出量の低下。

Tips & Pitfalls

心膜疾患の診断のコツ

- 特発性が原因として多いからといって，すぐに特発性の診断に飛びつかず，すでに罹患している疾患で心膜液貯留をきたす疾患がないかを確認する。
- 膠原病や悪性腫瘍の検索時など，専門的な知識が必要になる状況が多々あるため，さまざまな科にコンサルテーションを行いながら，診断を進めていく必要がある。
- 鑑別診断は多岐にわたるが，比較的頻度の多い，細菌性心膜炎（結核含む），癌性心膜炎，自己免疫性疾患は各々の疾患に準じた治療が必要なため，ルールアウトに努めるべきである。

心膜液の生化学，細胞数の落とし穴

- 胸水ではLightの基準が鑑別に用いられるが，心膜液で同様に考えようとすると解釈を間違う可能性がある。
- 心膜液の赤血球・白血球数，総蛋白やLDH，糖の原因疾患ごとの検査値のオーバーラップが多く，滲出性/漏出性の鑑別を含め，心膜液の原因精査には役立たないという報告がある[5]。
- 生化学，細胞数はあくまで参考所見にとどめ，病歴，身体所見や画像所見，心膜液など，他の検査と併せて総合的に判断する必要がある。

文献

1) Adler Y, et al : Eur Heart J 36 : 2921, 2015.
2) Sagristà-Sauleda J, et al : Am J Med 109 : 95, 2000.
3) 酒見英太監修：内科診断リファレンス．医学書院，2014．
4) 猪又孝元編：ザ・マニュアル 心不全の心カテ．メジカルビュー社，2018．
5) Ben-Horin S, et al : Am J Cardiol 99 : 1294, 2007.

CHECK!

心膜液のセット検査

STEP 1
▶ **心膜穿刺の適応・心タンポナーデ・心不全**
- 身体所見：発熱，頻脈，低血圧，奇脈，頸静脈怒張
- 血液検査：肝機能，腎機能，BNP（NT-proBNP）
- 胸部 X 線
- 心電図
- 心エコー図

STEP 2
▶ **急性心膜炎の評価**
- 病歴聴取（胸痛の有無）
- 聴診
- 血液検査：血算，心筋逸脱酵素（CK，トロポニン），CRP，ESR

STEP 3
▶ **各疾患の考え方と検査**
- 血液検査：クオンティフェロン，T-SPOT，抗核抗体，抗 ENA 抗体，ANCA，ACE，リゾチーム，TSH
- 培養：血液培養（抗酸菌培養含む），喀痰・胃液・尿の抗酸菌培養
- 画像検査：CT，心臓 MRI，^{18}F-FDG PET
- 心臓カテーテル検査
- 心膜液：総蛋白，LDH，糖，細胞数（分画含む），細胞診，細菌・真菌・抗酸菌培養，PCR（ウイルス，結核），IFN-γ，ADA，リゾチーム，腫瘍マーカー，フローサイトメトリー

III 心臓の病型に基づくセット検査
胸水・腹水

黄　世捷（聖マリアンナ医科大学循環器内科）・**木田圭亮**（聖マリアンナ医科大学薬理学）

検査のポイント

- 心不全は漏出性胸水・腹水の主な原因の1つだが，肝硬変，ネフローゼ症候群の合併でも漏出性胸水をきたしうる。また，利尿薬の投与下では，Light の基準により誤って滲出性胸水と診断するリスクがある。
- 穿刺前に原因疾患を推定し，穿刺後は肉眼的所見から適切な追加検査を行うことで，症状緩和だけでなく基礎疾患の治療につなげることが望まれる。

胸水・腹水検査の意義

- 胸水・腹水（体腔液）は血清が濾過されたものであり，その性状・組成は血清に近い。わずかにヒアルロン酸を含み，臓器の活動における摩擦軽減の役割を果たしている[1]。
- 体腔液は生成と吸収の均衡により通常一定量に保たれており，貯留する原因として，**(1) 毛細血管の静水圧上昇，(2) 透過性亢進，(3) 膠質浸透圧減少，(4) リンパ系の吸収障害**が挙げられる[1]。
- 臨床的には，**「炎症以外による貯留」**（漏出液：transudate）と**「炎症・悪性腫瘍による貯留」**（滲出液：exudate）に分けて考えると理解しやすい[1]。
- 原因疾患は，**胸水では心不全，腹水では肝硬変が多い。**
- 一方で，肺炎合併の心不全や，右心不全合併の肝硬変など，複数の病態が潜在しうるため，穿刺前に貯留の原因疾患を推定し，症状緩和だけでなく基礎疾患の治療につなげる必要がある（**表1**）。

漏出液（transudate）

- 漏出液は「炎症以外による貯留」であり，**「循環障害により漏れ出る液」**である。
- 主な病態は，(1) 心不全など，うっ血による毛細血管の静水圧上昇・膨張圧低下や，(2) 肝硬変・ネフローゼ症候群など，低蛋白による膠質浸透圧の低下である。
- そのため，漏出液の色調は血清と同じ**淡黄色**（漿液性）で，**蛋白濃度は低く，炎症を示唆するLDHも低い。**
- 心不全症例で体腔液が淡黄色透明であれば，蛋白，アルブミン，LDH に加え，糖，pH，細胞数の算定と分類を評価する。
- 細胞数が，胸水では1,000個／μL以上，腹水では300個／μL以上が滲出液と考えられている[2]。

図1 胸水・腹水 検査・診断のフローチャート

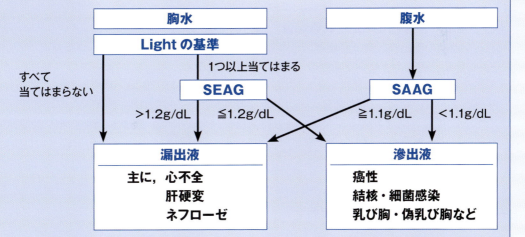

滲出液（exudate）

- 滲出液は「炎症・悪性腫瘍による貯留」であり，毛細血管内皮の透過性亢進やリンパの吸収障害により外観上は**血性・混濁がみられる**ことが多い。
- 滲出液は漏出液と比べ原因疾患が多様なため，胸水と腹水では検査項目が異なる。蛋白，アルブミン，LDH，糖，pH，細胞数の算定と分類に加え，結核精査のための ADA，腫瘍マーカー，病理細胞診，細菌検査が基本となる。

STEP1 原因疾患の推定と検査の適応

① 心不全が原因と推定される場合

- 胸水の原因疾患はうっ血性心不全が最多で，Light は「胸痛や熱感を伴う胸水」のほか，「片側性の胸水」を胸腔穿刺の適応としたが，「右肺の片側性の胸水」も心不全として矛盾しない[3,4]。
- 腹水の主な原因疾患は肝硬変だが，右心不全でも腹水貯留と肝機能障害をきたしうる。
- 穿刺は動脈の走行する腹直筋を避け，Monro 点（臍と左上前腸骨棘を結ぶ線上の外側1/3）または，腸管穿刺に十分留意し McBurney 点で行われる。

② 心不全以外が原因と推定される場合

- 心不全以外の漏出液貯留は肝硬変/ネフローゼ症候群が多いため（表1），病歴聴取や Child-Pugh 分類/成人ネフローゼ症候群の診断基準も評価する。
- 炎症や悪性腫瘍による滲出性胸水の貯留が疑われる場合には，肺炎，結核や悪性疾患のスクリーニング（CT，血液中の腫瘍マーカー）を行う。
- 心不全以外の心血管系胸水として，肺動脈塞栓症（☞ Tips & Pitfalls 参照）や，急性大動脈解離による血胸が挙げられる。胸痛・背部痛などの臨床症状や血行動態の破綻，D ダイマーの上昇に留意する。

STEP2 漏出液/滲出液の鑑別

- 体腔液の肉眼的な所見が無〜淡黄色の漏出液であれば，漏出液が示唆される（表2）。それ

表1 体腔液の貯留部位と原因疾患

分類	漏出性	滲出性
胸水のみ	—	癌性胸膜炎 アスベスト関連胸膜炎 肺炎随伴性胸水 食道穿孔
胸水・腹水	うっ血性心不全 肝硬変 ネフローゼ症候群 尿毒症 蛋白漏出性胃腸症	感染症（細菌・結核） 悪性腫瘍 膠原病 膵炎
腹水のみ	栄養障害 門脈圧亢進症 肝硬変 肝炎	膵炎 癌性腹膜炎 化膿性細菌性腹膜炎 特発性細菌性腹膜炎

表2 体腔液の性状から推定される原因疾患

体腔液の性状	考慮される原因疾患
混濁	微生物や細胞，白血球の増加，結晶成分の析出
無〜淡黄色	漏出液：うっ血性心不全，肝硬変，ネフローゼ症候群
白色，黄白，桃色	癌性胸・腹膜炎，悪性リンパ腫，結核，フィラリア症，リンパ管の傷害，乳び胸，偽乳び胸，コレステロール，胸膜炎
橙〜赤，赤褐色	出血，癌性胸・腹膜炎
褐色	古い出血，胆汁の混入
粘液性	腹膜偽粘液腫，腺癌の一部

以外の外観の場合、滲出液が示唆されるため、追加検査を行う（STEP 3）。
- 利尿薬による胸水の濃縮、低栄養による蛋白量の低下などにより、病態と検査結果は必ずしも一致しない。分類の結果を盲信せず、病態と照らし合わせる必要がある。

①胸水
- 胸水中の蛋白、アルブミン、LDHに加え、糖、pH測定、細胞数の算定と分類を行う。
- 胸水の検査にはLightの基準を用いる（表3）。
- Lightの基準は「滲出液の診断」に有効であり、いずれか1つを満たす場合、感度98％、特異度83％で滲出液と診断できる。いずれも満たさない場合は漏出液と診断するが、特異度が低いため、漏出液の約20％を滲出液と誤認するリスクがある。特に心不全症例の場合、利尿薬の投与により胸水が濃縮し、蛋白濃度が上がるため誤認リスクが高い[5]。
- 胸水と血清のアルブミンを用いた血清-胸水アルブミン濃度差（serum-effusion albumin gradient：SEAG、表4）は、胸水の濃縮した症例でも漏出液の診断に有効と報告されている[6]。
- その他の補助診断として、"two-test rule"、"three-test rule"（表3）が挙げられる。胸水中のコレステロールは透過性の亢進を反映しており、感度・特異度ともにLightの基準には及ばないものの、採血が不要な基準である。

②腹水
- 腹水の鑑別にLightの基準を用いることはできない。
- 胸水同様、血清と腹水のアルブミンを用いた血清-腹水アルブミン濃度差（serum-ascites albumin gradient：SAAG、表4）が有用である。
- SAAG 1.1g/dL以上で漏出液を示唆し、加えて腹水中の蛋白が2.5g/dL以上であれば、感度53.3％、特異度86.7％で心不全による腹水と診断できる[7]。

表3　胸水の漏出液・滲出液の鑑別

胸水	Lightの基準	two-test rule	three-test rule
LDH	胸水LDH/血清LDH > 0.6		
	胸水LDH>血清LDHの正常値上限の2/3	胸水中のLDH>血清のLDHの正常上限値の0.45	
総蛋白	胸水中の蛋白/血清蛋白 > 0.5	—	胸水中の蛋白 > 2.9g/dL
コレステロール	—	胸水中のコレステロール > 45mg/dL	
備考	漏出液の20％を滲出液と診断するリスクあり	感度・特異度は劣るが、採血検査が不要　LDHの基準はLightの基準よりも厳格	

表4　アルブミンを用いた漏出液・滲出液の鑑別

	アルブミン濃度勾配	漏出液	滲出液
胸水	血清-胸水アルブミン濃度差（SEAG）	> 1.2g/dL	≦ 1.2g/dL
腹水	血清-腹水アルブミン濃度差（SAAG）	≧ 1.1g/dL	< 1.1g/dL

・血清-体腔液のアルブミン濃度勾配が大きい → 体腔液中のアルブミン濃度が低い → 漏出液
・胸水ではLightの基準を用いて、1つ以上該当した症例にSEAGを適応。結果が乖離する場合は、胸水の濃縮を疑う。
・腹水ではLightの基準は使用できない。SAAG 1.1g/dL以上で、かつ腹水中総蛋白2.5g/dL以上であれば、漏出液の原因疾患は肝硬変よりも心不全が示唆される。

（文献6より引用）

STEP3　滲出性体腔液の追加検査

- 滲出液と診断された場合，病態の評価のために肉眼的所見の評価（表2）と追加検査を行う。

①胸水

- 明らかな血性胸水ではヘマトクリット（Ht）を直ちに評価し，20%以上または血清Ht値の50%以上の場合は血胸と判断し，外傷性や動脈解離などの原因精査を急ぐ必要がある。
- 胸水Ht 1%未満は手技に伴うもので臨床的な意義は乏しく，1〜20%では腫瘍，肺塞栓や外傷によるものと考えられる[3]。
- 結核性胸膜炎を疑う場合はADA，培養を，中皮腫を疑う場合はヒアルロン酸を評価する。
- 膵炎や悪性腫瘍を疑う症例では，胸水／血清アミラーゼや腫瘍マーカーを評価する。
- 細胞診は複数回の検査が診断能の向上に寄与するが，早期診断への寄与は乏しい。

②腹水

- 胸水同様，肉眼的所見により原因疾患を推定する。
- 追加すべき検査項目は胸水とほぼ同じだが，腫瘍マーカーが異なる。
- 腹水／血清アミラーゼは，膵炎のほかにも膵癌，十二指腸の穿孔で上昇する。
- LDHは細菌による感染症や悪性腫瘍により増加するが，診断的有効性が低く，Lightの基準が当てはまらない。

Tips & Pitfalls

肺動脈塞栓でも胸水は溜まる[8]

- 肺動脈塞栓症の症例を後向きにみた研究では，約26%の症例に胸水貯留を認め，そのうち約14%の症例は肺動脈塞栓症以外の胸水貯留がなかったと報告されている。
- 病態としては肺梗塞によるもので，胸水貯留は短期的な予後予測因子には含まれなかったと報告されている。
- 一方で，胸水量と肺動脈塞栓のサイズの相関，予後との関連を示す報告も散見されている。少なくとも胸水を伴う胸痛の症例に対して，肺動脈塞栓症を鑑別に挙げる必要がある。

文献

1) 石山雅大：臨床検査 60：478-488，2016．
2) 保科ひづるほか：一般検査ポケットマニュアル―必須検査の進め方と見かた．羊土社，2009，pp120-152．
3) Light R：N Engl J Med 346：20，2002．
4) 日本循環器学会／日本心不全学会合同ガイドライン．急性・慢性心不全診療ガイドライン（2017年改訂版）．
5) Romero-Candeira S, et al：Am J Med 110：681，2001．
6) Roth BJ, et al：Chest 98：546，1990．
7) Yuval A, et al：JAMA 316：340-341，2016．
8) Choi SH, et al：Respiration 93：271-278，2017．

CHECK!

胸水・腹水のセット検査

STEP 1

▶ 原因疾患の推定

- BNP/NT-pro BNP（心不全のスクリーニング）
- 血清ビリルビン・プロトロンビン活性値（肝硬変のスクリーニング）
- 血清アルブミン（ネフローゼ症候群・肝硬変のスクリーニング）
- 尿蛋白（ネフローゼ症候群のスクリーニング）

病態に合わせて随時追加

- Dダイマー（悪性疾患・急性大動脈解離・肺塞栓症のスクリーニング）
- 腫瘍マーカー（悪性疾患のスクリーニング）
- CRP（肺炎・膵炎の疑いがある場合）
- アミラーゼ（膵炎の疑いがある場合）
- CT検査（悪性疾患や結核，中皮腫のスクリーニング）

STEP 2

▶ 漏出液/滲出液の鑑別

性状が無〜淡黄色な場合 ⇒ 心不全が原因と推定される

- 体腔液中：蛋白，アルブミン，LDH，糖，pH，細胞数の算定と分類，コレステロール
- 血清：蛋白，アルブミン，LDH，糖

鑑別基準

- 胸水：Lightの基準，SEAG
- 腹水：SAAG

STEP 3

▶ 滲出液の追加検査

心不全以外が原因と推定される場合：上記［STEP 2］のセットに加え，

- Ht（血液中・体腔液中）…… 血胸の精査
- ADA（体腔液中）…… 結核性胸膜炎の精査
- ヒアルロン酸（体腔液中）…… 中皮腫の疑い
- アミラーゼ（血清・体腔液中）…… 膵炎，膵癌，十二指腸の穿孔の疑い
- 腫瘍マーカー（体腔液中）
  ［胸水］…… CEA，CA19-9，CYFRA，NSE，SCC
  ［腹水］…… CEA，CA19-9，CA125
- 培養検査・病理細胞診

IV

原因疾患に基づくセット検査

IV 原因疾患に基づくセット検査
心筋炎

木村朋生・中村一文（岡山大学大学院医歯薬学総合研究科循環器内科学）

検査のポイント
- 非特異的な症状経過であり，まず心筋炎を疑うことが重要である。
- 循環動態が不安定な場合は速やかに補助循環の導入を行う。
- 確定診断のため，心筋組織生検を行うことが望ましい。

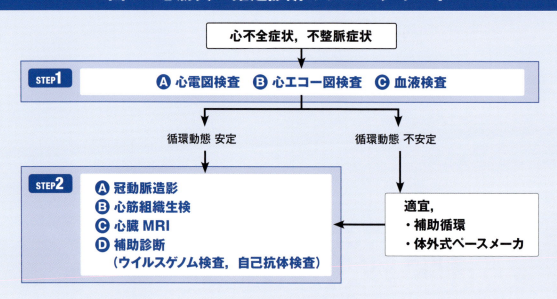

図1 心筋炎 確定診断のフローチャート

診断の考え方（図1）

（☞『急性および慢性心筋炎の診断・治療に関するガイドライン』p.5 表3[1] 参照）

- 心筋炎に特異的な所見はなく，感冒様症状や消化器症状が先行する心症状（胸痛・失神・呼吸困難・動悸など）をみた際に心筋炎を疑うことが重要である。
- 心筋炎の原因は，感染症・薬物・化学物質，アレルギー・自己免疫疾患・放射線・サルコイドーシスなど多岐にわたるが，急性心筋炎の多くはウイルス性と考えられている。
- 無症候のものから，短時間で急性心不全や心原性ショック・心停止に至る劇症型まで，多彩な病型を示すため病状の変化に注意し，循環動態が不安定で増悪傾向の場合は速やかに補助循環（大動脈内バルーンパンピング：IABP，経皮的心肺補助装置：PCPS）の導入などを考慮する。診断においてはまず急性心筋梗塞を除外することを念頭におく。
- 組織学的な分類としてリンパ球性，好酸球性，巨細胞性，肉芽腫性に分けられる。治療方針

や予後が異なるためできるだけ心筋組織生検を行い，組織型を診断することが大切である．

検査の進め方とコツ（図1）

(☞『急性および慢性心筋炎の診断・治療に関するガイドライン』p.5 表3[1]参照)

STEP 1

Ⅰ 心電図検査
- Ⅰ～Ⅲ度房室ブロック，QRS幅の拡大，異常Q波，R波減弱，低電位，心室頻拍，心室細動など，多彩な心電図異常・不整脈を認める．
- 頻度としてはST-T異常が多く，急性心筋梗塞との鑑別が必要となり，対側性変化を伴わない，冠動脈支配と一致しないなどが鑑別点として重要である．
- QRS幅の拡大を認める場合は予後不良とされる．

Ⅱ 心エコー図検査（図2）
- 特異的な心エコー図所見はなく，弁膜症など他の心疾患の除外，および心機能，壁肥厚，心嚢液貯留などの評価とその後のモニタリングとして重要．
- びまん性の壁肥厚，内腔の拡大を伴わないびまん性下心機能低下，心嚢液貯留などは心筋炎を疑う必要がある．
- 肥大型心筋症や拡張型心筋症と類似した形態を示す心筋炎もあるため，注意が必要である．
- 右心機能の低下を認める場合は予後不良とされる．

Ⅲ 血液・生化学検査
- 血中の心筋トロポニンⅠor Tは心筋障害，赤血球沈降速度（ESR）とCRPは炎症，BNPは心血管ストレスの指標となる．

STEP 2

Ⅰ 冠動脈造影
- 心筋炎では急性心筋梗塞と類似した経過を示すことも多く，冠動脈疾患除外のため必ず施行する．

Ⅱ 心筋組織生検（図3）
- 心筋組織での活動性炎症（炎症細胞浸潤，心筋細胞の障害）があれば，心筋炎の確定診断となる．
- 心筋炎診断の gold standard であり治療方針にも影響するため，発症早期に行うことが推奨される．
- 好酸球性および巨細胞性心筋炎ではステロイド療法が有効であり，速やかに治療方針を決定するためにも心筋炎の組織型を診断することが重要である．特に，急激に病状が進行する症例では早期に行うことが強く推奨されている[2]．
- サンプルは，1～2mmの大きさのものを少なくとも3片採取することが推奨されている．迅速診断が可能な施設では，すぐに診断を行う．
- 診断精度の上昇を期待して，Tリンパ球（CD3），マクロファージ（CD68），HLA-DRなどでの免疫染色が推奨される．
- 心移植後の拒絶反応では，指標として心筋組織のC3d，C4dがマーカーとして用いられる．

図2　心筋炎の心エコー図所見

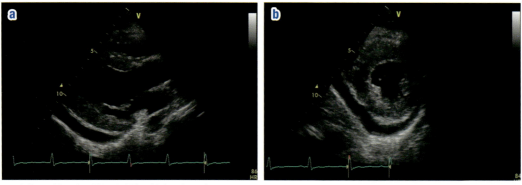

10歳代，男性，壊死性好酸球性心筋炎。左室壁のびまん性壁運動低下と壁肥厚。心嚢液貯留。

図3　心筋炎の病理所見

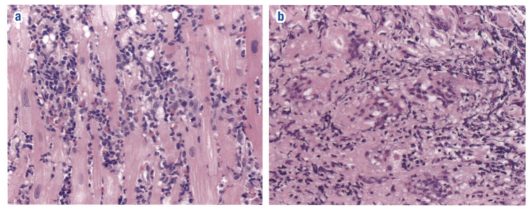

a：10歳代，男性，壊死性好酸球性心筋炎。多数の好酸球とリンパ球の浸潤，および心筋細胞の壊死を認める。
b：50歳代，女性，巨細胞性心筋炎。多数の巨細胞の浸潤を認め，心筋細胞はほとんど残存していない（HE染色）。

C 心臓MRI

- 非侵襲的に心筋性状を評価できる診断に有用な検査であり，病状が安定している場合には心筋生検に先駆けて行うことが推奨される。
- 3種類の造影方法（T1，T2強調画像，ガドリニウム造影）での評価が望ましく，急性心筋梗塞では病変が心内膜側から広がるが，急性心筋炎では外膜から広がり，びまん性であることが多いという特徴がある。

D 補助診断（ウイルス抗体価検査，ウイルスゲノム検査，自己抗体検査）

- 2週間以上の間隔を設けて急性期と寛解期のペア血清血中抗体価変動によりウイルスの同定が行われるが，ウイルスの存在を示す傍証としかならず診断への寄与が小さいため，ルーチンでの測定は推奨されていない。
- ウイルスゲノム検査を行うため，心筋組織生検の際に病理組織検査用とは別に数片ほど余分に採取し−80℃で凍結保存する。
- 心筋の構造蛋白であるミオシンや，βアドレナリン受容体に対する自己抗体が陽性になる症例では予後不良であるとの報告もある。

Tips & Pitfalls

心電図検査・心エコー図検査
- 急性期には，病状の進行に応じて繰り返し施行する。

血中サイトカイン・自己抗体測定
- 専門の研究施設での検査が必要。

心筋組織生検
- 免疫抑制療法の治療効果の評価が必要な場合や，説明できない心不全の増悪傾向を認めサンプリングエラーが疑われる場合などは，再度心筋生検を行う。

1) 循環器病の診断と治療に関するガイドライン．急性および慢性心筋炎の診断・治療に関するガイドライン（2009年改訂版）．http://www.j-circ.or.jp/guideline/pdf/JCS2009_izumi_h.pdf
2) 心筋生検研究会編：診断モダリティとしての心筋病理．南江堂，p78-88，2017．

CHECK!

心筋炎のセット検査

STEP 1

▶心電図検査

［強く疑う］冠動脈支配に一致しない，もしくは対側性変化を伴わない広範な
ST-T 上昇
心伝導異常や心室性不整脈など，多彩な不整脈を認める。

▶心エコー図検査

［強く疑う］びまん性の壁肥厚，心室内腔の拡大を伴わない広範な壁運動低下
他の心疾患の除外，および心機能のモニタリング

▶血液検査

［特に疑う］好酸球増加，トロポニン I or T の上昇，CRP の上昇

STEP 2

▶心筋組織生検

- 活動性炎症（炎症細胞浸潤，心筋細胞障害）の有無をみる。
- 心筋炎の組織型を診断する（リンパ球性，好酸球性，巨細胞性）。

▶補助診断（ウイルス抗体価・ゲノム検査，自己抗体検査）

- 原因ウイルスの同定

原因疾患に基づくセット検査
心臓サルコイドーシス

矢﨑善一（佐久総合病院佐久医療センター循環器内科）

検査のポイント
- サルコイドーシスと診断されている症例では，心病変の検索に心電図のみならず心エコー図も併用する。
- 中高年女性の完全房室ブロック，心エコー図で心室中隔基部の菲薄化，心室壁肥厚と菲薄化の混在，不均一な壁運動異常などは本症を疑い，MRIや ^{18}F-FDG PETとともにサルコイドーシスの診断をつける。
- サルコイドーシスの診断には，心外病変の検索と特徴的な検査所見のチェックが重要である。

図1　心臓サルコイドーシス　確定診断のフローチャート

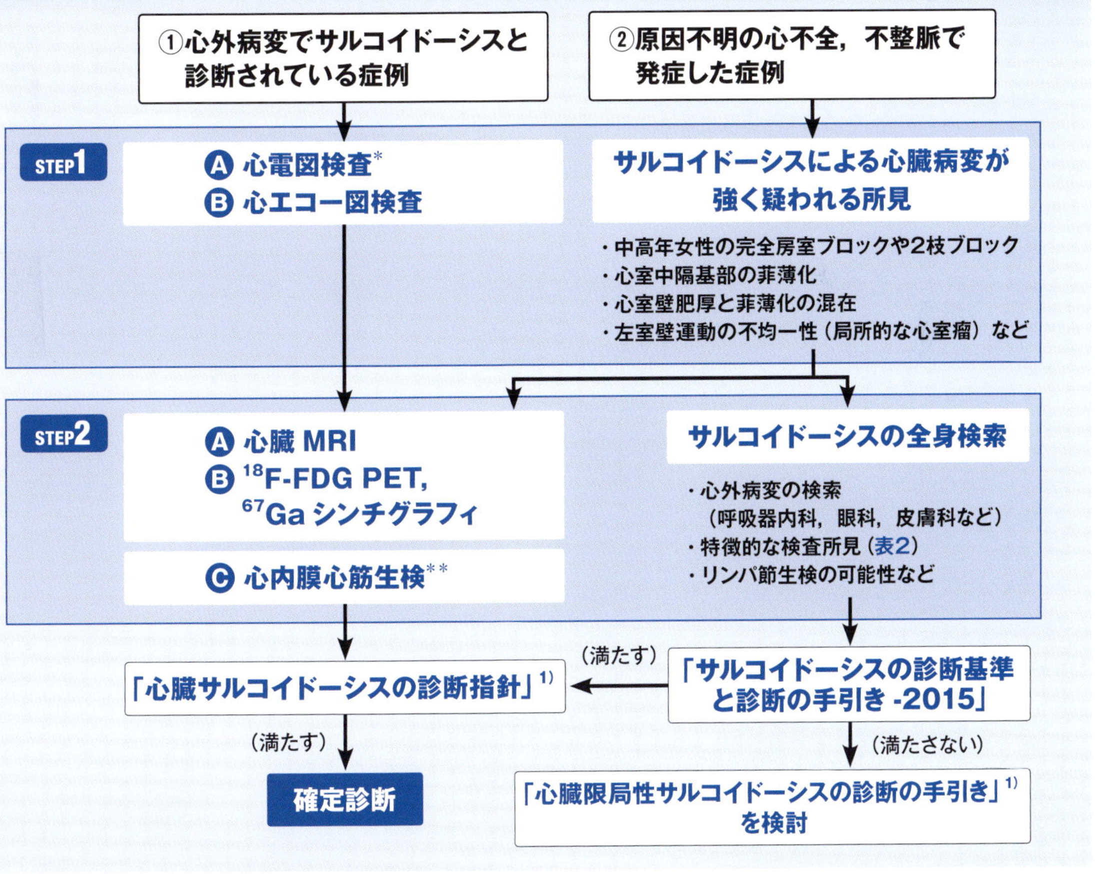

① 心外病変でサルコイドーシスと診断されている症例

② 原因不明の心不全，不整脈で発症した症例

STEP1
- Ⓐ 心電図検査*
- Ⓑ 心エコー図検査

サルコイドーシスによる心臓病変が強く疑われる所見
- 中高年女性の完全房室ブロックや2枝ブロック
- 心室中隔基部の菲薄化
- 心室壁肥厚と菲薄化の混在
- 左室壁運動の不均一性（局所的な心室瘤）など

STEP2
- Ⓐ 心臓 MRI
- Ⓑ ^{18}F-FDG PET，^{67}Ga シンチグラフィ
- Ⓒ 心内膜心筋生検**

サルコイドーシスの全身検索
- 心外病変の検索（呼吸器内科，眼科，皮膚科など）
- 特徴的な検査所見（表2）
- リンパ節生検の可能性など

「心臓サルコイドーシスの診断指針」[1] ←（満たす）「サルコイドーシスの診断基準と診断の手引き -2015」

（満たす）→ 確定診断

（満たさない）→「心臓限局性サルコイドーシスの診断の手引き」[1] を検討

＊必要に応じて Holter 心電図検査を行う。
＊＊冠動脈疾患を否定した後に行う。

診断の考え方

- サルコイドーシス（以下サ症）は，多核巨細胞と非乾酪性類上皮細胞肉芽腫を全身諸臓器に形成する原因不明の疾患である。
- 本症は，心電図異常のみの軽症例から，治療抵抗性心不全を呈し致死的不整脈をきたすような重症例まで，非常に幅広い臨床像を呈する。
- 肉芽種性病変のみならず，リンパ球浸潤や浮腫を伴った滲出性病変，広範な線維化病変，微少血管病変など多彩な病理組織所見が同一症例に混在しており，これら病理組織学的多様性と病変分布により独特の画像所見を示す。
- 心サ症の診断過程には，（1）他臓器で診断されたサ症を経過観察中に心サ症と診断される場合と，（2）心症状（原因不明の心不全，心筋症，不整脈など）を初発としサ症の診断に至る場合とがある。
- （1）の場合は心電図が診断の糸口として重要であるが，標準12誘導心電図に明らかな異常がなくても心病変が出現している場合も少なからずあることから，心エコー図とともに経過観察することが望ましい（図1）。
- （2）の場合は，心臓造影MRI，全身 ^{18}F-FDG PET や ^{67}Ga シンチグラフィなどの画像検査を施行しながら，肺，眼，皮膚などの全身的検索を行い（図1），サ症に特徴的な検査所見（表1）を検討し，サ症の診断をつける。
- サ症における臓器病変の発現には時間的空間的多様性があるため，心外病変を十分検索しても画像上サ症がつかまらない場合は，心臓病変を強く示唆する所見（表2）の主徴候5項目中，(d) を含む4項目を満たす場合，心臓限局性サルコイドーシスと診断する。

検査の進め方とコツ（図1）

STEP 1

A 心電図検査

- 伝導障害の頻度が高く，サ症経過観察中に右脚ブロック，軸偏位，房室ブロックなどが出現してきた場合は，各種画像モダリティにて心病変の検索が必要である。
- 一方，完全房室ブロックで受診した中高年女性では心サ症も念頭におく。
- 心筋梗塞類似の異常Q波も少なからずみられる。
- 心室性不整脈を評価するためには，Holter心電図が必要である。

B 心エコー図検査

- 炎症が強い部位では局所的な壁肥厚がみられ，線維化の進行により菲薄化する。
- 壁肥厚と菲薄化が混在し，しばしば拡張相肥大型心筋症様病態を呈する。

表1　特徴的な検査所見

1	両側肺門リンパ節腫脹
2	血清ACE活性高値，または血清リゾチーム値高値
3	sIL-2R高値
4	^{67}Ga シンチグラフィまたは ^{18}F-FDG PET における著明な集積所見
5	BAL検査でリンパ球比率上昇，CD4/CD8比が3.5を超える上昇

- 心室中隔基部に限局した菲薄化は，本症を疑うきっかけとなる。
- 心筋梗塞類似の局所壁運動異常と壁菲薄化や冠動脈病変によらない心室瘤を形成することもある。
- tethering や prolapse による，さまざまな程度の僧帽弁閉鎖不全症を合併する。

STEP2

A 心臓 MRI

- ガドリニウム遅延造影（LGE）所見は心筋の線維化や炎症などを反映し，心サ症では貫壁性，心内膜側，心筋中層，心外膜側などさまざまな LGE のパターンが混在するが，心外膜側を中心とした LGE が心基部より中隔側にみられることが多い。
- 炎症の強い部分では境界不明瞭な，線維化主体の部位では境界明瞭な LGE となる。
- T2強調画像によって炎症性疾患の心筋浮腫が観察可能であるが，しばしば画像判定が難しい場合も多い。
- 最近，心筋 T1 マッピング法を用いた定量評価が試みられている。

B ^{18}F-FDG PET

- 心サ症の早期診断や炎症活動性の評価に有用である。
- 心臓サルコイドーシスの新たな診療ガイドラインでは，^{18}F-FDG の心臓への異常集積は主徴候の1項目となった[1]。
- 日本心臓核医学会にて『心サルコイドーシスに対する^{18}F-FDG PET 検査の手引き』が改訂された[3]。
- 心筋には糖代謝が存在し，生理的集積がみられることがある。生理的集積を抑制するために，長時間の絶食時間は12時間以上できれば18時間以上が望ましく，絶食前の食事は5g未満の低炭水化物食が必須とされた。
- 集積異常の判読はまず局所的集積（focal）や，びまん性集積の中の局所的集積（focal on

表2 心臓病変を強く示唆する所見

【主徴候】
（a）高度房室ブロック（完全房室ブロックを含む）または致死的不整脈
（b）心室中隔基部の菲薄化または心室壁の形態異常（心室瘤，心室中隔基部以外の菲薄化，心室壁肥厚）
（c）左室収縮不全（左室駆出率50％未満）または局所的心室壁運動異常
（d）^{67}Ga シンチグラムまたは ^{18}F-FDG PET での心臓への異常集積
（e）ガドリニウム造影 MRI における心筋の遅延造影所見
【副徴候】
（a）心電図で心室性不整脈（非持続性心室頻拍，多源性あるいは頻発する心室期外収縮），脚ブロック，軸偏位，異常Q波のいずれかの所見
（b）心筋血流シンチグラムにおける局所欠損
（c）心内膜心筋生検：単核細胞浸潤および中等度以上の心筋間質の線維化
■心臓サルコイドーシスと診断する場合
・主徴候4項目中2項目以上が陽性
・主徴候4項目中1項目が陽性で，副徴候2項目以上が陽性

（文献1を基に作成）

diffuse）を陽性とし，心筋局所の集積を定量化して standardized uptake value（SUV）も求め，心筋血流のトレーサーと比較することを推奨している．

C 冠動脈造影と心内膜心筋生検

- 局所壁運動異常を示す症例は冠動脈造影を施行すべきである．
- 胸部 CT で冠動脈石灰化のない場合は，冠動脈 CT で代用可能である．
- 病変は patchy に分布していることから，心内膜心筋生検で類上皮細胞肉芽腫が捉えられる頻度は必ずしも高くない．

D サルコイドーシス診断のための全身的検索

(1) 他科へのコンサルト：呼吸器内科，眼科，皮膚科などでサ症を示唆する所見がないかコンサルトする．
(2) 特徴的な検査所見（表2）：胸部 CT，全身 ^{67}Ga シンチグラフィあるいは ^{18}F-FDG PET などの画像検査，ACE，リゾチーム，sIL-2R などの採血検査を行う．呼吸器内科に気管支肺胞洗浄を依頼する．
(3) リンパ節生検：^{67}Ga シンチグラフィや ^{18}F-FDG PET で集積があるリンパ節は確実性が高いが，集積がなくても心エコー図で確認できれば前斜角筋リンパ節生検で類上皮細胞肉芽腫が得られることがある．

ステロイド投与後の経過観察

- プレドニゾロン投与開始後どのように経過観察すべきかについては定まった見解はない．
- 要点は，(1) プレドニゾロンなど内服薬の副作用チェック，(2) 心機能の変化，(3) 不整脈の推移，(4) 炎症活動性，などである．
- 図2にプレドニゾロン開始後1年間の経過観察の1例を呈示する．

図2 ステロイド投与後1年の経過観察例

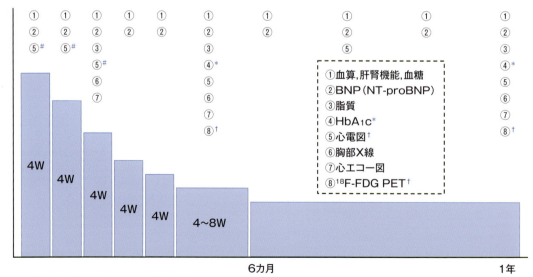

＊：糖尿病の治療をされている患者は毎回チェックする．
＃：ステロイド開始後早期に心室性不整脈が出現することがあり，Holter 心電図もチェックする．
†：^{18}F-FDG PET をステロイド投与後のどの時点で評価すべきか，定まった見解はない．

Tips & Pitfalls

心電図
- 標準12誘導心電図が正常でも，Holter心電図で心室性不整脈がつかまることがある。

^{18}F-FDG PET
- ステロイド投与後の至適評価時期は確立されていない。
- ステロイド投与後の評価で心臓への^{18}F-FDGの集積が残像したり，増強していた場合，ステロイドの増量や免疫抑制薬の追加は他の画像や臨床所見を総合的に判断して慎重に決定する。

サルコイドーシスの診断
- 欧米ではどこかの臓器や組織から類上皮細胞肉芽腫が得られることがサルコイドーシス診断に必須であるが，わが国では臨床診断が可能である
- 血清リゾチーム，sIL-2R，^{18}F-FDG PETは，サルコイドーシスに保険適用はない。

文献
1) 日本循環器学会：2016年版 心臓サルコイドーシスの診療ガイドライン．http://www.j-circ.or.jp/guideline/pdf/JCS2016_terasaki_h.pdf
2) 矢﨑善一：循環器内科 81:10-16, 2017.
3) 日本心臓核医学会「心臓サルコイドーシスに対する^{18}F-FDG PET診断に関する委員会」：心臓サルコイドーシスに対する^{18}F-FDG PETの検査の手引き 2018年改訂.
4) Birnie DH, et al : Heart Rhythm 11: 1305-1323, 2014.

CHECK!

心臓サルコイドーシスのセット検査

STEP 1

▶ **心電図検査**

[疑う] サルコイドーシス経過観察中に出現してきた
　　　　　伝導障害心室性不整脈
　　　　　中高年女性の完全房室ブロック

▶ **心エコー図検査**

[疑う] 心室中隔基部菲薄化
　　　　　壁厚や壁運動の不均一性，局所的心室瘤

STEP 2

▶ **心臓 MRI**

[強く疑う] 心基部側に強い心外膜よりのガドリニウム遅延造影
　　　　　　　（LGE）所見

▶ **^{18}F-FDG PET あるいは ^{67}Ga シンチグラフィ**

[強く疑う] 心臓への異常集積

▶ **冠動脈 CT あるいは冠動脈造影**

▶ **心内膜心筋生検**

- 類上皮細胞肉芽腫 (+) → 組織診断群

▶ **心病変で初発した場合は全身のサルコイドーシスを検索**

- 呼吸器内科，眼科，皮膚科紹介
- 特徴的な検査所見のチェック
  （胸部 CT，ACE，リゾチーム，sIL-2R）
- 前斜角筋などのリンパ節生検

①② 共通

②の場合 → サルコイドーシスの確定診断

IV 原因疾患に基づくセット検査

心臓アミロイドーシス

泉家康宏（大阪市立大学大学院医学研究科循環器内科学）

検査のポイント

- 循環器医が臨床現場で遭遇する心臓アミロイドーシスは，主に「ALアミロイドーシス」と「トランスサイレチン型アミロイドーシス（ATTR）」の2つである。
- これらのスクリーニングに最も有用な検査は，それぞれ遊離軽鎖（FLC）の測定と^{99m}テクネチウム（Tc）標識ピロリン酸シンチグラフィである。
- 確定診断のためには心臓あるいは他臓器の組織標本におけるアミロイドの沈着を証明するとともに，免疫染色を行い，どのタイプのアミロイドーシスなのか鑑別する必要がある。

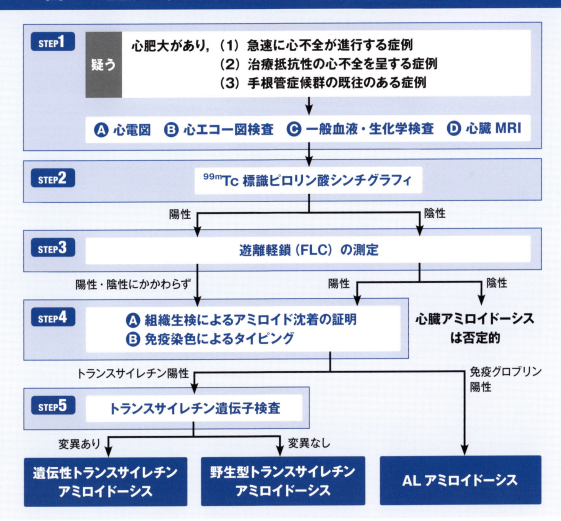

図1　心臓アミロイドーシス　確定診断のフローチャート

診断の考え方

- アミロイドーシスとは，異常蛋白であるアミロイドが，さまざまな臓器に沈着し機能が低下する疾患である。このうち，心臓にアミロイドが蓄積し，機能が障害された状態を「心臓アミロイドーシス」という。
- 心肥大があり，(1) 急速に心不全が進行する症例，(2) 治療抵抗性の心不全を呈する症例，(3) 手根管症候群の既往のある症例，は心臓アミロイドーシスを積極的に疑うこと（図1）。
- 高齢心肥大患者にかなりの割合でトランスサイレチン型アミロイドーシス（ATTR）が潜在していることを認識すること。
- 治療法や予後が全く異なるため，熊本大学や信州大学のアミロイドーシス診断支援サービスに検体を送付し，どのタイプのアミロイドーシスかまで正確に診断する必要がある。

検査の進め方とコツ（図1）

STEP1

Ⓐ 心電図検査

- 「心肥大があるにもかかわらず，心電図で低電位差」という所見が心臓アミロイドーシスでは有名だが，その頻度は心臓アミロイドーシスのタイプにより異なる。
- 上記所見を AL アミロイドーシスの場合は約60％で認めるが，ATTR では25〜40％で認めるのみである。
- 一方，ATTR では伝導障害や心房細動を高頻度で認める。
- 心電図のみで心臓アミロイドーシスを診断することは不可能であるが，これらの所見は心臓アミロイドーシスを疑うきっかけとなりうる。

Ⓑ 心エコー図検査

- "granular sparkling sign" は，以前は心臓アミロイドーシスに特徴的な所見とされていたが，エコー機器の性能向上に伴い，昨今ではそれほど特異性の高い所見ではなくなっている。
- 左室のみならず，右室・心房・心房中隔の壁肥厚はアミロイドーシスを疑うきっかけとなりうる。
- 心房壁へのアミロイドの沈着による心房収縮の低下も心臓アミロイドーシスでは顕著であり，左室流入血流速波形における A 波の著明な低下が特徴的である。
- 長軸方向のストレイン値が，心尖部では比較的保持される状態は apical sparing と呼ばれ，心肥大患者から高い感度・特異度で心アミロイドーシスを鑑別できる。

Ⓒ 血液検査

- 心肥大患者で肝腎機能障害や蛋白尿などの所見がある場合は，アミロイドーシスを鑑別に挙げる必要がある。
- 特にネフローゼ症候群を合併する心肥大症例をみた場合は，AL アミロイドーシスの存在を疑うべきである。
- 同程度の心肥大や心不全であっても，心臓アミロイドーシス症例では高感度トロポニン T が高値（0.03ng/mL 以上）を示すことが多いと報告されている。

Ⓓ 心臓 MRI

- 心臓造影 MRI でのガドリニウム遅延造影（LGE）像は心筋症の鑑別に有用である。

- 心臓アミロイドーシスでは冠動脈の支配領域と一致しない，びまん性の心内膜下への LGE の集積が特徴とされる。
- 腎機能障害がある患者では，非造影 MRI での T1マッピングが有用である。
- 心臓アミロイドーシスでは native T1値が延長し，細胞外容積分画が増加することが知られており，重症度や予後と強い相関関係がある。

STEP 2

99m テクネチウム（Tc）標識ピロリン酸シンチグラフィ（図2）

- 心臓アミロイドーシスの検出に，骨シンチグラフィや99mTc 標識ピロリン酸シンチグラフィなど，カルシウムの蓄積をみるモダリティが有用であることが古くから知られていた。昨今その有用性が見直され，特に ATTR のスクリーニングにおける特筆すべき陽性的中率が報告されている。
- 血液学的検査で遊離軽鎖（FLC）の異常を認めず，99mTc 標識ピロリン酸シンチグラフィの心臓への集積が陽性であった場合は，ATTR の陽性的中率は98〜100％であることが報告されている。

STEP 3

遊離軽鎖（FLC）の測定

- 尿中のベンスジョーンズ蛋白や免疫固定法による M 蛋白の検出が AL アミロイドーシスのスクリーニングとして行われているが，検出感度の点で問題があることも多い。
- その点を克服した FLC の測定が日常保険診療で可能であり，強く推奨したい。
- FLC は免疫グロブリンでは露出しておらず，FLC にのみ露出している "hidden surface" と呼ばれる部分に特異的に反応する抗体を用いて測定が可能であり，感度は従来の免疫固定法に比して100倍以上と報告されている。
- 単クローン性に増殖するκ鎖あるいはλ鎖が上昇し，κ／λ比が変動する。
 （正常値：遊離κ型 3.3〜19.4mg/L，遊離λ型 5.7〜26.3mg/L，κ／λ比 0.26〜1.65）

図2　99mTc 標識ピロリン酸シンチグラフィ

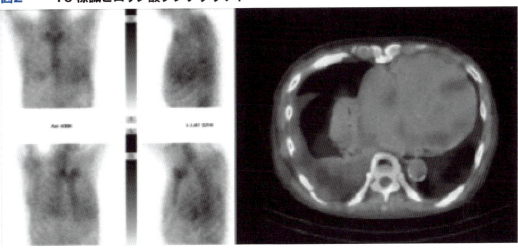

びまん性に心筋への集積を認める。99mTc 標識ピロリン酸シンチグラフィの ATTR 陽性的中率は極めて高い。

STEP 4

A 組織生検によるアミロイド沈着の証明
- 組織生検標本でアミロイドの沈着を証明することが，確定診断に必要である。
- 心筋生検標本を用いてアミロイドを証明することが望ましいが，侵襲性を考慮するとすべての症例に心筋生検を施行することは困難である。
- 心エコー図や心臓 MRI で心臓アミロイドーシスに矛盾しない所見があり，腹壁脂肪・皮下組織や十二指腸など，他の組織においてアミロイドの沈着が証明されれば，心臓アミロイドーシスと診断することは許容される。

B 免疫染色によるタイピング
- 次に免疫グロブリンあるいはトランスサイレチンに対する抗体を用いて免疫染色を行い，どのタイプのアミロイドーシスなのかを診断する。

STEP 5

トランスサイレチン遺伝子検査
- ATTR の診断がつけば，遺伝性か野生型かを鑑別するためトランスサイレチン遺伝子の変異の有無を検索する。
- 遺伝性であれば，肝移植やトランスサイレチン安定化薬の適応となる。
- [STEP 4, 5] の検査は専門的な技術が必要であり，熊本大学アミロイドーシス診療センター[*]と信州大学内科学第三教室[**]のアミロイドーシス診断支援サービスに検体を送付することを推奨する。迅速で丁寧なフィードバックを得ることができる。

[*]：熊本大学アミロイドーシス診療センターホームページ
http://www2.kuh.kumamoto-u.ac.jp/amyloidunit/index.html
[**]：信州大学内科学第三教室アミロイドーシス診断支援サービス
http://www.shinshu-u.ac.jp/faculty/medicine/chair/i-3nai/amyloidosis.html

---

Tips & Pitfalls

FLC の解釈
- 腎機能低下のある患者では λ 鎖と κ 鎖いずれも血中濃度が上昇するため，絶対値のみならず比率を確認する。

組織生検の偽陰性
- アミロイドは心臓組織にびまん性に集積するため，心筋生検サンプルでの偽陰性は病初期を除いてほとんど経験はない。
- 一方，皮下組織や十二指腸生検サンプルではアミロイドがまばらに沈着することが知られており，可能な限り広く深く組織を採取することが偽陰性を少なくする重要なポイントである。

CHECK!

心臓アミロイドーシスのセット検査

STEP 1

▶ **まず疑うこと**
- 心肥大があり，(1) 急速に心不全が進行する症例，(2) 治療抵抗性の心不全を呈する症例，(3) 手根管症候群の既往のある症例，は必ず心臓アミロイドーシスを鑑別に挙げること。
- また，以下の検査所見があれば，心臓アミロイドーシスを強く疑う。

▶ **心電図**：［AL アミロイドーシス］四肢誘導の低電位，前胸部誘導の偽心筋梗塞パターン
　　　　　　［ATTR］心房細動や房室ブロック

▶ **心エコー図**：右室や心房の壁肥厚，心房収縮の低下

▶ **血液検査**：高感度トロポニン T が 0.03ng/mL 以上

▶ **心臓 MRI**：びまん性の心内膜下へのガドリニウム遅延造影（LGE）の集積，native T1 値の延長と細胞外容積分画の増加

STEP 2

▶ **^{99m}Tc 標識ピロリン酸シンチグラフィ**：陽性的中率の高い ^{99m}Tc 標識ピロリン酸シンチグラフィで ATTR を抽出する。

STEP 3

▶ **遊離軽鎖（FLC）の測定**：感度の高い FLC を測定し，AL アミロイドーシスを抽出する。

STEP 4

▶ **組織生検・免疫染色**：組織生検でアミロイドの沈着を証明し，免疫染色でどのアミロイドーシスであるか，タイピングを行う。

STEP 5

▶ **トランスサイレチン遺伝子検査**：ATTR であれば，トランスサイレチン遺伝子の変異の有無を調べる。

IV 原因疾患に基づくセット検査
ファブリー病

久保 亨（高知大学医学部老年病・循環器内科学）

検査のポイント
- 心肥大患者，特に中年以降のびまん性心肥大患者では本症を疑う必要がある。古典型症状や心電図上PQ時間短縮の存在は強く疑う。
- 診断にはαガラクトシダーゼ活性測定が必要であるが，男性と女性で診断プロセスが異なる。
- 女性の場合は確定診断が容易ではなく，家系調査や遺伝子検査などにより診断されうる。

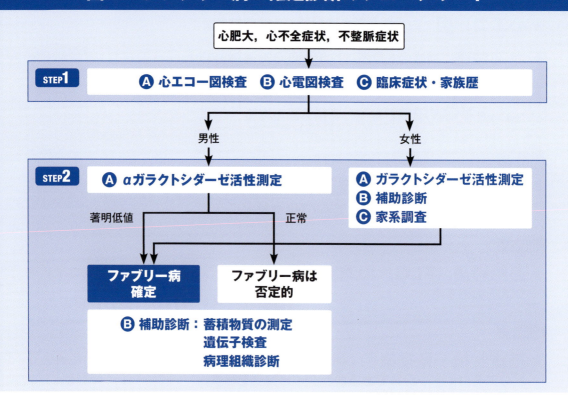

図1 ファブリー病 確定診断のフローチャート

診断の考え方（図1）

- ファブリー病は，αガラクトシダーゼ活性の欠損・低下によって引き起こされるX連鎖性遺伝のライソゾーム病である。本症の半数以上は心臓病変によって死亡する進行性の疾患であるが，現在は疾患特異的治療である酵素補充療法やシャペロン療法が利用でき，診断する

表1 ファブリー病の分類と臨床症状

分類		
男性患者（ヘミ接合体）	古典型	小児期・思春期からの全身症状出現，30歳以降に腎・心・脳血管障害
	遅発型 心亜型 腎亜型	特定の臓器に限局することが多い 中年以降に心肥大として発症 腎障害を中心に発症
女性患者（ヘテロ接合体）		一般的には男性よりも約10年遅れて臓器障害が出現，男性同様に重症例も存在
症状		
心障害		心肥大，心不全，不整脈
腎障害		蛋白尿，糸球体濾過率低下，末期腎不全
脳血管障害		脳梗塞，一過性脳虚血発作
神経症状		四肢末端痛（掌・足底側）
皮膚症状		被角血管腫，低汗症
眼症状		角膜病変，水晶体病変，結膜病変，網膜病変
耳症状		難聴，耳鳴
消化器症状		下痢，腹痛

意義が大きい。原因不明の心肥大患者の約1％に本症が存在する。
- 男性患者（ヘミ接合体）は，小児期から症状を呈する古典型と遅発型（亜型：特定の臓器障害に限局することが多い）に分類される。心亜型では心肥大が初発症状となる。また女性（ヘテロ接合体）でも発症する（表1）。
- 男性の場合，αガラクトシダーゼ活性の著明低値があれば確定診断となり，正常値であれば除外される。女性では，本症患者であってもαガラクトシダーゼ活性値が正常の場合もあり，本酵素活性のみで除外は困難である（著明低値であれば診断可能）。
- αガラクトシダーゼ活性値では診断が困難な場合（男性患者で中等度のαガラクトシダーゼ活性低値の場合や女性患者の多く）は，補助診断（蓄積物質の測定・遺伝子検査・病理組織診断）を利用し，総合的に判断する。

検査の進め方とコツ（図1）

STEP 1

Ⓐ 心エコー図検査（図2）
- びまん性の心肥大では本症を疑う必要がある。
- 進行すると，左室後壁基部を中心とした壁運動低下と壁厚の減少を呈する。中隔の壁厚が保たれるために，非対称性中隔肥厚（ASH）となりうる。

Ⓑ 心電図検査
- 左室側高電位所見を呈することが多く，異常Q波，ST-T変化などもみられる。約15％にPQ時間の短縮が報告されている。
- 病期が進行すると，房室ブロックや心室頻拍が出現しうる。

図2 ファブリー病の心エコー図所見

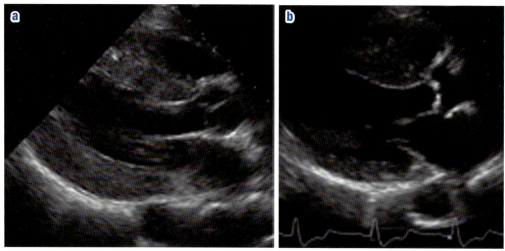

a：40歳代，女性。左室壁のびまん性肥厚（壁厚 20mm）。
b：70歳代，男性。心不全あり。左室後壁基部の壁運動低下あり。中隔厚 16mm，後壁厚 11mm。

C 臨床症状・家族歴

- 古典型の臨床症状を表1に示す。四肢末端痛や低汗症・被角血管腫は疾患特異度が高い。一方で，心亜型の場合は心外症状から疑うことは困難である。古典型も心亜型も心病変としては，多くは中高年以降の心肥大として発症し，進行性のため，難治性心不全および不整脈が問題となる。
- 家族歴の聴取は極めて重要である。家系内に透析患者がいないかどうかも含めて，X連鎖性遺伝の遺伝形式を認識して問診する。

STEP 2

A αガラクトシダーゼ活性酵素診断（保険適用）

- ファブリー病を疑った場合，次のステップとしてαガラクトシダーゼ酵素活性を測定する。
- 一般的には，末梢血採血による血漿や白血球中の酵素活性を測定する。臨床検査受託会社SRLや本症の研究機関で測定できる。活性値が正常の10%以下の著明低値を示す場合，ファブリー病と確定される。
- 男性では，本酵素活性が正常であればファブリー病は否定される。男性で中等度の酵素活性低値にとどまる場合は，Bの補助診断を参考に判断する。
- 女性では，本酵素活性が正常範囲でもファブリー病の診断を除外することはできない。

B 補助診断：蓄積物質の測定・遺伝子検査・病理組織診断

- 男性で酵素活性低値が中等度にとどまる場合や女性で酵素活性低値がみられない場合，基質蓄積の増加（血漿中・尿中 GL-3，血漿中 Lyso-Gb3：専門の研究機関に依頼が必要）を診断に利用する。
- 遺伝子検査は，女性の診断確定に必要となることが多い。病的変異が同定されれば女性患者の診断確定に至るが，変異が同定されなくても本症を否定できない。シャペロン療法を導入する際には，治療反応性のある遺伝子変異であるか否かを確認する必要がある。

- 組織病理学的に蓄積物質を確認することも診断には有用である。全身性の場合は皮膚生検で同定されることもあり，心筋生検や腎生検で確認することもできる（図3）。

C 家系調査

- X連鎖性遺伝では，父親がファブリー病の場合，息子には遺伝しないが（Y染色体が伝わるため），娘は全員が本症のヘテロ接合体となる。母親がファブリー病の場合は，息子・娘ともに50%の確率で遺伝する。
- 両親がファブリー病でない場合でも，少数ではあるが *de novo* 変異により子供が発症することがある。

図3 ファブリー病の病理所見

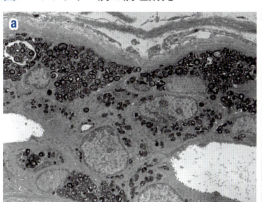
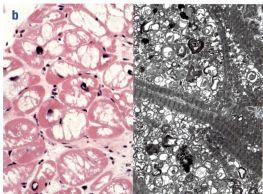

a：10歳代，男児。皮膚生検標本の電子顕微鏡写真。血管内皮細胞の胞体内に電子密な封入体を認める。
b：60歳代，男性。心亜型ファブリー病の心筋生検標本。
（鹿児島大学名誉教授・吉田愛知 先生のご厚意によりご提供）

Tips & Pitfalls

αガラクトシダーゼ活性測定

- 男性と女性で値の解釈が異なる。

基質蓄積の測定，遺伝子検査

- 専門の研究施設に依頼する必要がある。

生検

- 薬剤投与によってファブリー病に類似した病理像を示す（アミオダロン，ゲンタマイシン，イミプラミン，クロロキンなど）。
- 心肥大患者でアミオダロン内服を行っている場合，生検結果のみでファブリー病と診断してはならない。

CHECK!

ファブリー病のセット検査

STEP 1

▶ 心エコー図検査

［強く疑う］中年以降のびまん性心肥大
［進行例］左室後壁基部の壁運動低下と壁厚の減少

▶ 心電図検査

［強く疑う］左室肥大所見が強い場合やPQ時間の短縮

▶ 臨床症状と家族歴

［強く疑う］古典型症状（四肢末端痛，低汗症，被角血管腫）
　　　　　　透析患者の家族歴がある場合

※心亜型も多く，古典型症状がなくとも特徴的な心エコー図所見を有する場合は，精査すべきである。

STEP 2

▶ αガラクトシダーゼ活性測定

- 著明低値→ **確定診断**
- 正常の場合
  ［男性］ファブリー病は否定可能。
  ［女性］ファブリー病は否定できない。

▶ 補助診断（蓄積物質の測定・遺伝子検査・病理組織診断）

- 酵素活性測定で確定できない場合
  ⇒基質蓄積物の測定（血漿中・尿中GL-3，血漿中Lyso-Gb3）。
  　増加の有無を確認。
- 女性では遺伝子解析が必要なことが多い。
- 生検サンプルで心筋内の蓄積所見を確認することも有用。

IV 原因疾患に基づくセット検査

膠原病

馬場裕一（高知大学医学部老年病・循環器内科学）・
谷口義典（高知大学医学部内分泌代謝・腎臓内科学）

検査のポイント
- 心筋/心膜疾患，肺高血圧，弁膜症，血管疾患をみたら，膠原病を疑う必要がある。
- 自己抗体検査は特定の膠原病の存在を示唆するが，自己抗体検査の陽性/陰性で必ずしも診断/除外できるわけではない。
- 膠原病を疑う症状，身体所見の把握が重要である。

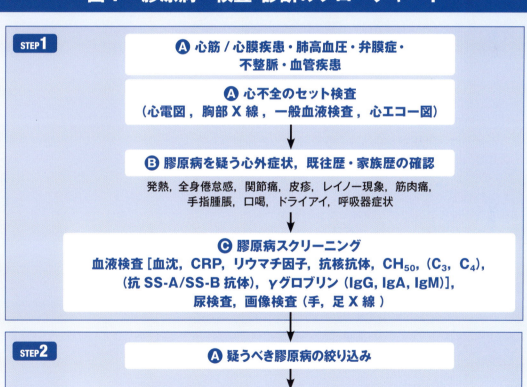

図1 膠原病 検査・診断のフローチャート

STEP1

Ⓐ 心筋/心膜疾患・肺高血圧・弁膜症・不整脈・血管疾患

Ⓐ 心不全のセット検査
（心電図，胸部X線，一般血液検査，心エコー図）

Ⓑ 膠原病を疑う心外症状，既往歴・家族歴の確認
発熱，全身倦怠感，関節痛，皮疹，レイノー現象，筋肉痛，
手指腫脹，口喝，ドライアイ，呼吸器症状

Ⓒ 膠原病スクリーニング
血液検査[血沈，CRP，リウマチ因子，抗核抗体，CH_{50}，（C_3，C_4），
（抗 SS-A/SS-B 抗体），γグロブリン（IgG, IgA, IgM）]，
尿検査，画像検査（手，足 X 線）

STEP2

Ⓐ 疑うべき膠原病の絞り込み

Ⓑ 疾患特異抗体：抗 CCP 抗体，抗 DNA 抗体，抗 RNP 抗体，
抗 SS-A/SS-B 抗体，抗 ARS 抗体，抗 Scl-70抗体，
抗カルジオリピン抗体，ループスアンチコアグラントなど
画像検査，組織検査

Ⓒ 確定診断・膠原病内科コンサルト

診断の考え方

- 膠原病の診断には，問診と身体診察が重要であるが，循環器医が心不全をみた場合，すべての患者に膠原病を疑って精査を行うことは現実的でない．ただし，基礎疾患としての膠原病の見落としは，治療経過に直結する．
- 心病変を呈する膠原病を知っておく（**表1**）．
- 膠原病の心外病変を知っておく（**表2**）．
- 心病変，心外病変，スクリーニング検査から膠原病を絞り込む（**表3**）．

検査の進め方とコツ（図1）

STEP1 疑ってスクリーニング検査

A 膠原病の心病変

- 心筋疾患，心膜疾患，肺高血圧，弁膜症，不整脈，血管疾患をみた際，可能性のある膠原病を想起する（**表1**）．
  (1) 心筋疾患（心筋炎）：異常Q波，ST変化，トロポニンI/T上昇，CK上昇，左室収縮能低下など
  (2) 心膜疾患：PQ低下，ST上昇，低電位，心嚢液貯留など
  (3) 肺高血圧：P波の増高，右軸偏位，右側胸部誘導におけるR波増高，ST低下，陰性T波，右室拡大，右室肥大，三尖弁逆流圧較差，下大静脈拡大など
  (4) 弁膜症：大動脈弁閉鎖不全，大動脈弁狭窄，僧帽弁閉鎖不全，疣腫など
  (5) 不整脈：脚ブロック，房室ブロック，心室頻拍など
  (6) 血管疾患：脈拍減弱，血管雑音，間欠性跛行，動脈瘤/解離，冠動脈疾患など
- 心不全のセット検査（心電図，胸部X線，血液検査，心エコー図）にて，上記病態の存在診断がおおむね可能である．

B 心外症状・患者背景の確認

- 膠原病を疑う心外症状（発熱，全身倦怠感，関節痛，皮疹，レイノー現象，筋肉痛，手指腫脹，口渇，ドライアイ），膠原病の既往や家族歴，ステロイド・免疫抑制剤・生物学的製剤

表1 心病変を呈する膠原病の代表例

心病変	膠原病
心筋疾患（心筋炎）	RA, SLE, SSc, PM/DM, MCTD, 成人スティル病, EGPA, ベーチェット病, 高安動脈炎
心膜疾患	RA, SLE, SSc, PM/DM, MCTD, SS, 成人スティル病, EGPA, 結節性多発動脈炎, ベーチェット病
肺高血圧	MCTD, SLE, SSc, APS, SS
弁膜症	SLE, ベーチェット病, 高安動脈炎, MPA
不整脈	SSc, PM/DM, MCTD
冠動脈疾患	結節性多発動脈炎, ベーチェット病, 高安動脈炎, SLE, APS

RA：関節リウマチ，SLE：全身性エリテマトーデス，SSc：全身性強皮症，PM/DM：多発性筋炎/皮膚筋炎，MCTD：混合性結合組織病，SS：シェーグレン症候群，EGPA：好酸球性多発血管炎性肉芽腫症，APS：抗リン脂質抗体症候群，MPA：顕微鏡的多発血管炎

表2 膠原病の心外病変

	RA	SLE	SSc	PM/DM	SS	MCTD	MPA（血管炎）	ベーチェット病
発熱	△	◎	△	○	○	○	◎	
体重減少	△	○	△	○	△	△	◎	
高血圧			○				○	
日光過敏症		◎		○	○	○		
皮疹		◎		◎	○	○	○	○
皮下結節	◎						○	
皮膚硬化			◎			○		
指尖潰瘍	○	○	◎	○		○	○	
レイノー現象	△	○	◎	○	○	◎	△	
関節炎	◎	○	○	○	○	○	○	○
筋力低下	○	△	△	◎		○	○	
眼症状					◎	○		◎
口腔内乾燥					◎	○		
口腔潰瘍		◎			○	○		◎
食道蠕動機能低下		◎	○			◎		
間質性肺炎	◎	△	◎	◎	○	◎	◎	
胸膜炎	○	◎	○	○	△	◎	○	
腎障害		◎	○		○		◎	
痙攣発作		◎				△	△	○
精神症状		◎					△	○
消化管出血性梗塞	△	△				△	○	
臓器梗塞	○	○					△	

◎：よくみられる，○：みられることがある，△：ときどきみられる，☐：分類基準に含まれている項目

（文献1より引用改変）

などの治療歴を確認する（表2）。

C 膠原病のスクリーニング検査

- 血液検査[血沈，CRP，リウマチ因子，間接蛍光抗体法による抗核抗体，CH_{50}，（C_3，C_4），（抗SS-A/SS-B抗体），γ-グロブリン（IgG，IgA，IgM）]，尿検査，関節痛があればX線（手，足など）を施行する。

STEP2 確定診断のための二次検査

- 循環器以外の臨床症状が全くなければ，膠原病の可能性は低い。

A 疑うべき膠原病の絞り込み

- 心病変，心外病変およびスクリーニング検査の結果から，疑うべき膠原病を絞り込む（表3）。

B 疑うべき膠原病の疾患特異抗体の追加

- 疑うべき膠原病の疾患特異抗体を，間接蛍光抗体法の染色パターン（均質型・辺縁型・斑紋型・核小体型・セントロメア型・細胞質型など）も参考に追加する。

表3 スクリーニング検査から二次検査へ

心病変	心外症状	スクリーニング検査	疑うべき膠原病	二次検査
心筋炎，心膜炎	関節痛，皮下結節，間質性肺炎	リウマチ因子陽性 血沈亢進 CRP 上昇	RA	抗 CCP 抗体
心筋炎，心膜炎，弁膜症，冠動脈疾患，肺高血圧	発熱，皮疹，関節痛，レイノー現象	抗核抗体陽性 CH₅₀ 低下 血沈亢進	SLE	抗 DNA 抗体，抗 Sm 抗体，抗 U1RNP 抗体，抗 SS-A/SS-B 抗体，抗カルジオリピン抗体，ループスアンチコアグラント
心筋炎，心膜炎，不整脈，肺高血圧	皮膚硬化，レイノー現象，指尖潰瘍，間質性肺炎	抗核抗体陽性	SSc	抗 Scl-70 抗体，抗セントロメア抗体，抗 RNA ポリメラーゼⅢ抗体，抗 U1RNP 抗体
心筋炎，心膜炎，不整脈	皮疹，筋力低下，体重減少，間質性肺炎	抗核抗体陽性 血沈亢進 CK 上昇	PM/DM	抗 ARS 抗体，抗 Jo-1 抗体 組織検査
肺高血圧，心膜炎	口渇，ドライアイ	抗核抗体陽性 リウマチ因子陽性	SS	抗 SS-A/SS-B 抗体 組織検査
心筋炎，心膜炎，不整脈，肺高血圧	レイノー現象，関節痛，皮膚硬化，筋力低下	抗核抗体陽性 CH₅₀ 低下 血沈亢進	MCTD	抗 U1RNP 抗体，抗 DNA 抗体，抗 Sm 抗体，抗 Scl-70 抗体，抗 Jo-1 抗体
心筋炎，心膜炎，弁膜症	口腔内潰瘍，皮疹，眼症状，外陰部潰瘍	血沈亢進 CRP 上昇	ベーチェット病	針反応 組織検査
心筋炎，心膜炎，弁膜症	発熱，体重減少	血沈亢進 CRP 上昇	血管炎	ANCA，MPO-ANCA，PR3-ANCA 画像検査，組織検査
動静脈血栓症，肺高血圧	習慣性流産・胎児死亡	抗核抗体	APS	抗カルジオリピン抗体，ループスアンチコアグラント 画像検査，組織検査

- 血管炎を疑う場合は，臨床症状や所見から主な罹患血管サイズの推定（大型血管，中型血管，小型血管）を行う．
- さらに ANCA 測定を行い，続発性血管炎や血管炎類似病態の鑑別・除外のため，血液培養，感染症検査（HBV，HCV，HIV，結核菌，梅毒）などを行う．
- ただし，自己抗体陽性でも診断を確定できない場合も少なくなく，逆に自己抗体が検出されない場合でも膠原病・血管炎を否定する根拠ともならない．

c 確定診断のための検査の追加・膠原病内科へのコンサルト

- 必要に応じて画像検査や病理組織検査の追加や，膠原病内科にコンサルトを行う．
- 血管炎では，血管超音波，造影 CT，MRI（T2脂肪抑制画像や diffusion 画像を含む），血管造影，^{18}F-FDG PET 検査などを考慮する．

Tips & Pitfalls

CRP
- CRP 上昇を認める膠原病と上昇を認めない（認めにくい）膠原病がある。
  （例：SLE，シェーグレン症候群，強皮症，抗リン脂質抗体症候群などは CRP 上昇を認めにくい）

血沈
- 血沈亢進を伴う心不全は，膠原病診断のきっかけになるため，血沈は積極的にオーダーする。

抗核抗体
- 抗核抗体が陰性でも，抗 SS-A 抗体が陽性になることがある。
  （抗 SS-A 抗体の対応抗原は，細胞質に多く存在するため）

特異抗体
- 自己抗体陽性のみでは確定診断に直結しない。陰性でも膠原病を否定できない。

文献
1) 髙崎芳成監修：自己免疫性疾患の診断基準と治療指針 第9版．医学生物学研究所，2018．
2) Mohan C, et al : BMJ 351 : h5079, 2015.

CHECK!

膠原病のセット検査

STEP 1

▶ **血液検査**

血沈，CRP，リウマチ因子，抗核抗体，CH_{50}，（C_3, C_4），（抗 SS-A 抗体，抗 SS-B 抗体），γ-グロブリン（IgG, IgA, IgM）

▶ **尿検査**

▶ **画像検査（手，足 X 線）**

STEP 2

▶ **疾患特異抗体**

抗 CCP 抗体，抗 DNA 抗体，抗 Sm 抗体，抗 RNP 抗体，抗 SS-A/SS-B 抗体，抗 ARS 抗体，抗 Scl-70 抗体，抗 RNA ポリメラーゼⅢ抗体，抗セントロメア抗体

▶ **他の抗体**

ANCA（血管炎），抗カルジオリピン抗体，ループスアンチコアグラント（APS）

▶ **血管超音波**

▶ **造影 CT，MRI（T2 脂肪抑制画像や diffusion 画像を含む）**

▶ **血管造影**

▶ **^{18}F-FDG PET 検査**

原因疾患に基づくセット検査

神経筋疾患（筋ジストロフィー）

滝川智信（名古屋大学大学院医学系研究科循環器内科学）・
安間文彦（国立病院機構鈴鹿病院循環器内科）

検査のポイント

- 比較的若年から中年者で，進行性の筋力低下をきたし，CKや肝機能が異常高値で，心拡大，心不全症状，不整脈症状を呈する患者では，筋ジストロフィーを疑う。
- 成年期以降に診断されることの多い筋強直性ジストロフィー（MyD）では，伝導障害と致死性不整脈が突然死の主因となる。
- 診断には，発達歴と家族歴（遺伝情報），病理学的所見（筋生検による），遺伝子検査が必要である。

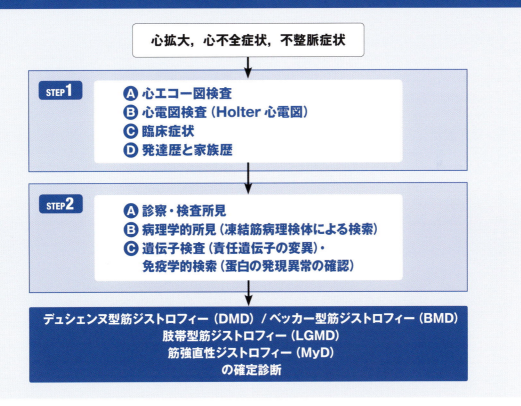

図1　筋ジストロフィー　確定診断のフローチャート

診断の考え方

- 筋ジストロフィーとは,「筋線維の変性・壊死を主病変とし,進行性の筋力低下をみる遺伝性の疾患」である。
- デュシェンヌ型筋ジストロフィー(DMD)/ベッカー型筋ジストロフィー(BMD),肢帯型筋ジストロフィー(LGMD)は,拡張型心筋症(DCM)様の心筋病変を呈することが知られる[1,2]。
- 筋強直性ジストロフィー(MyD)は,第19番の常染色体の長腕(19q13.3)に存在するミオトニンプロテインキナーゼ(DMPK)遺伝子の3'非翻訳領域における3種類の塩基,シトシン,チミン,グアニン(CTG)の反復配列の異常な伸長が原因となる筋ジストロフィーの一種である。
- MyDでは,DMD/BMD,LGMDより心筋障害の頻度は少ないが,高率に伝導障害(Ⅰ度から高度房室ブロック,脚ブロック)と不整脈を認める[1,2]。

検査の進め方とコツ(図1)

STEP 1

A 心エコー図検査(図2)
- 心エコー図にて,DCM様壁運動(特に,後側壁領域の壁運動低下が優位)を認める場合には,その原因として筋ジストロフィーを疑う。

B 心電図検査(Holter心電図)
- 筋ジストロフィーに伴う特異的な心電図所見はない。
- LGMDでは,心房細動,洞性徐脈,伝導障害を生じやすい。
- MyDでは,伝導障害や徐脈性不整脈を認めることが多い。

C 臨床症状
- 慢性進行性の筋力低下。進行例での呼吸不全は必発である。

図2 DMDの心エコー図所見

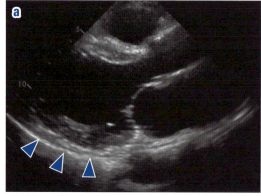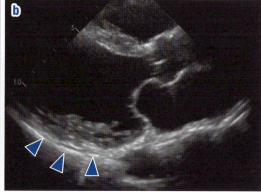

40歳代,女性,心不全あり。10歳代男児がDMDであり,本人はDMD保因者。駆出率39.9%,下側壁有意に左室壁運動低下あり。E/A 3.31,左室拡大あり(左室拡張末期径62.6mm,左室収縮末期径50.2mm)。
a:拡張期,**b**:収縮期。

- 疾患特異的症状・合併症の存在。MyDにおける多臓器障害（糖尿病，白内障，肺胞低換気，中枢神経症状など）に注意を払う。

D 発達歴と家族歴（遺伝情報）
- 発達歴と家族歴の聴取は重要である。
- DMD/BMDは，X連鎖劣性遺伝をとるため，ほぼ男性に限られる。
- DMDは学童期以前に発症するが，BMDは重症度の幅が広く，思春期以後に気付かれることもある。
- LGMDは常染色体優性あるいは劣性遺伝，MyDは常染色体優性遺伝をとるので，遺伝形式に注意を払う。

STEP 2

A 診察・検査所見
- 血清CK，アルドラーゼ，ミオグロビンなどの筋原性酵素が上昇するが，程度は疾患によって異なる。筋萎縮の進行に伴い血清CKが低下するため，正常域でも筋ジストロフィーを否定できない。
- 筋ジストロフィーを疑ったら，専門医を受診させることが望ましい。
- 電気生理学的検査（筋電図など）は，神経原性疾患・筋原性疾患の鑑別に役立つ。
- 骨格筋CT/MRIにより，筋の脂肪置換の分布を確認する。障害度の進行とともにCT値は低下する。

B 病理学的所見
- 凍結筋病理検体により，筋原性，神経原性病変を鑑別する。DMD/BMDでは，免疫組織化学染色で診断する。
- DMD/BMD，LGMDでは，骨格筋における筋線維の壊死と再生を認めるが，進行例では筋線維は著明に減少する。
- MyDでは，骨格筋における筋線維の壊死と再生を認めず，筋線維，特にType 1（赤筋）線維の萎縮を認める。
- 骨格筋のみならず，心筋にも同様の所見がみられる。

C 遺伝子検査・免疫学的検索
- 遺伝子検索による責任遺伝子の変異遺伝子座を確認する。
- 免疫学的検索による責任蛋白の欠損・異常蛋白発現を確認する。

Tips & Pitfalls

心エコー図

- 進行例では，骨格筋萎縮，側弯などを伴っており，エコーウィンドウが狭いことがある．その際には他の検査での評価を検討する．

動脈血ガス，呼吸機能検査，夜間パルスオキシメータ，睡眠ポリグラフィ

- 呼吸機能低下と睡眠呼吸障害の評価のために行う．
- 進行例での呼吸不全と嚥下障害，誤嚥は必発であるため，人工呼吸や気道確保のタイミングを逃さない[3]．

冠動脈CT/冠動脈造影

- 冠動脈疾患が疑われる患者に対して行う．

保因者

- DMD/BMDはX連鎖劣性遺伝形式をとるが，女性の保因者でも心機能障害をきたすことがある．

文献

1）安間文彦：筋疾患の循環異常，神経疾患の循環異常（室原豊明，安間文彦 編），医薬ジャーナル社，p219-242, 2012.
2）Hermans MC, et al：Neuromuscular Disorders 20：479-492, 2010.
3）安間文彦：筋疾患の呼吸異常，脳・神経・筋・循環器疾患の呼吸異常．医薬ジャーナル社，p157-180, 2010.

CHECK!

筋ジストロフィーのセット検査

STEP 1

▶ **心エコー図検査**
拡張型心筋症様所見や壁運動異常の有無

▶ **心電図検査（Holter 心電図）**
伝導障害・不整脈（疾患で多様）

▶ **臨床症状と発達歴・家族歴**
筋力低下，同一家系内の類症者の有無

STEP 2

▶ **血液検査**
血清 CK 値の上昇の有無

▶ **電気生理学的検査**
筋電図による筋原性変化など，疾患特異的所見

▶ **骨格筋 CT/MRI**
筋病変の進行を評価

▶ **凍結筋病理検体による病理診断**
筋原性，神経原性を鑑別。病型によっては診断が可能

▶ **遺伝子検査**
確定診断ができる。

IV 原因疾患に基づくセット検査
ミトコンドリア病

武田充人（北海道大学大学院医学研究科小児科学分野）

検査のポイント
- 原因不明の心筋症，進行性の心伝導障害では本症を疑う必要がある。
- 随伴症状（難聴，糖尿病，腎障害など）に留意し，三大病型の鑑別を行う。
- 孤発例は心筋生検で診断する。必ず−80℃凍結保存と光学顕微鏡，電子顕微鏡用の固定を行っておく。

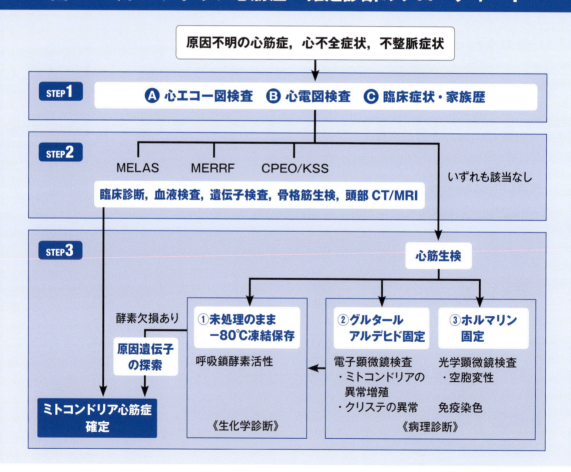

図1 ミトコンドリア心筋症 確定診断のフローチャート

診断の考え方

- ミトコンドリア病は，ミトコンドリアの構造・機能に関わる遺伝子異常に基づく臓器障害を特徴とする疾患であり，通常罹患臓器は複数にまたがり多彩な臨床症状を呈することで疑われる。
- 一方，罹患臓器が1つの場合には臨床診断が難しく，組織のミトコンドリア機能（酸化的リン酸化）障害を罹患臓器において生化学的に証明する必要がある。
- 心筋病理では，電子顕微鏡像にてミトコンドリアの著明増生やクリステの異常を認める。
- 心筋症の表現型は，肥大型心筋症（HCM），左室心筋緻密化障害などさまざまである。
- 低身長，精神発達遅滞，糖尿病，難聴といった随伴症状で気付かれるが，心筋症孤発例では診断が見逃されている可能性があり，原因不明の心筋症は本疾患の鑑別対象となる。

検査の進め方とコツ（図1）

STEP 1

A 心エコー図検査（図2a）
- 全周性の心肥大，左室心筋緻密化障害は本症を常に鑑別に入れておく。
- 拡張相肥大型心筋症（D-HCM）においても，本症を疑う必要がある。

B 心電図検査（図2b）
- 経時的に心伝導障害が進行することがあり，束枝ブロック，脚ブロックや房室ブロックへの進行は本症を疑うきっかけとなる。
- WPW症候群を合併していることがある。

C 臨床症状・家族歴
- 心筋症の鑑別においてミトコンドリア病を疑うべき随伴症状を**表1**に示す。

図2　ミトコンドリア心筋症の心エコー図と心電図所見

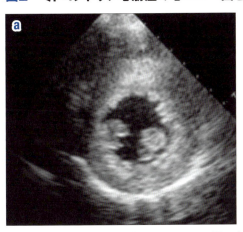 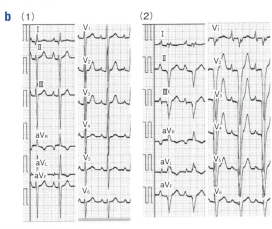

a：20歳代，女性（MELAS）の心エコー図所見。左室壁の全周性肥大を認める。
b：19歳，男性（MELAS）の心電図所見。（1）左脚前枝ブロックを認める。3年後に，（2）右脚ブロック＋左脚前枝ブロックに進行した。

表1　ミトコンドリア病三大病型の心障害と臨床診断

	MELAS	MERRF	CPEO/KSS
心障害	HCM WPW症候群 刺激伝導系障害	HCM, DCM	刺激伝導系障害 WPW症候群
神経症状	脳卒中様症状 けいれん 筋力低下 知能低下	ミオクローヌスてんかん 小脳症状 末梢神経障害	
腎障害	腎機能障害		
眼症状			眼瞼下垂 外眼筋麻痺 網膜色素変性
耳症状	感音性難聴		
内分泌	糖尿病	糖尿病	糖尿病
身体的特徴	低身長		低身長
骨格筋病理	RRF，COX欠損	RRF，COX欠損	RRF，COX欠損
頭部MRI	脳梗塞様病変	大脳，小脳萎縮	
mt.DNA変異	A3243G A3260G	A8344G G8363A	mtDNA欠失／重複

- 成人では，
  (1) MELAS（mitochondrial myopathy, encephalopathy, lactic acidosis, and stroke-like episodes）
  (2) MERRF（myoclonus epilepsy associated with ragged-red fibers）
  (3) CPEO/KSS（chronic progressive external ophthalmoplegia/ Kearns-Sayre 症候群）
  が三大病型であり，これらの鑑別診断から進めていく。
- 随伴症状がなくてもミトコンドリア心筋症は否定できない（STEP 3へ）。
- ミトコンドリア病は多様な遺伝形式を有するので，随伴症状を含めた詳細な家族歴を聴取し，母系遺伝，常染色体劣性遺伝，X連鎖性遺伝などの遺伝形式を認識して問診する。

STEP 2

成人ミトコンドリア病三大病型の鑑別診断に必要な検査と特徴的な心所見

- まずはミトコンドリア病三大病型の鑑別を行い，除外した場合は心筋生検に進む。
- 三大病型に共通する所見として，血中または髄液中の乳酸／ピルビン酸比高値（>20），および骨格筋病理における赤色ぼろ線維（RRF）やチトクロームc酸化酵素（COX）欠損線維がある。
- 三大病型の遺伝子検査は，いずれも臨床検査受託機関で可能である。
- 経口75g糖負荷試験，末梢神経伝導検査，眼科的検査，聴力検査は，ミトコンドリア病を疑っている場合にはルーチンで行っておく。

(1) MELAS：頭部MRIで血流支配に一致しない脳梗塞様病変を認める。遺伝子検査でm.3243A>G変異など。心筋症は全周性の心肥大，D-HCM，心伝導障害，WPW症候群など[1]。
(2) MERRF：頭部MRIで小脳や大脳の萎縮，遺伝子検査でm.8344A>Gなど。心筋症は全周

図3 ミトコンドリア心筋症の心筋生検による確定診断

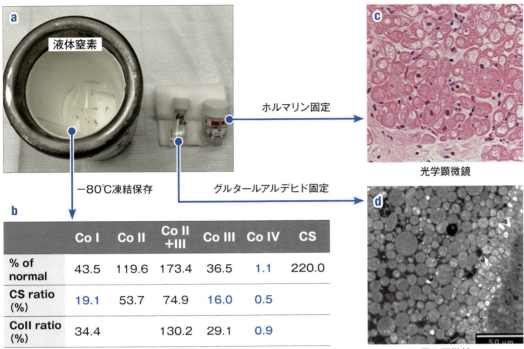

呼吸鎖酵素活性（千葉県こども病院代謝科・村山 圭先生よりご提供）

a：心筋生検で呼吸鎖酵素活性用，電子顕微鏡用，光学顕微鏡用にサンプルを分けておく．
b：13歳，男性，心筋呼吸鎖酵素活性．complex I, III, IVの欠損を認め，ミトコンドリア心筋症の診断が確定した．
c：光学顕微鏡像（図3bと同一症例）．空胞変性を認める．
d：電子顕微鏡像（図3bと同一症例）．ミトコンドリアの著明増加を認める．

性の心肥大のほか，拡張型心筋症（DCM）も認める．
(3) CPEO/KSS：遺伝子検査でmtDNA欠失や重複などを認める．心合併症として脚ブロック，高度房室ブロックを認める[2]．進行性外眼筋麻痺・網膜色素変性を認めるので眼科による精査を進める．

STEP 3

- 心筋症孤発例は，心筋生検からミトコンドリア心筋症を確定診断する[3]．
- 心筋生検サンプルは，①未処理で−80℃凍結，②グルタールアルデヒド固定，③ホルマリン固定，の3つに分けておく（図3）．

①未処理のまま−80℃凍結保存（呼吸鎖酵素活性測定用）

- 液体窒素を入れた魔法瓶に，エッペンドルフチューブを入れた紙コップ（底に数カ所小さい穴を開けておく）を入れてカテーテル室に準備しておく．
- 生検組織3個（少なくとも2個以上）を未処理のままエッペンドルフチューブに入れて−80℃で凍結保存しておく．
- 呼吸鎖酵素活性はドライアイス梱包で郵送して専門の研究施設に依頼する．

②グルタールアルデヒド固定（電子顕微鏡用）

- 電子顕微鏡用試料作製の前固定液としてグルタールアルデヒド水溶液を用いる．

- 緩衝液で希釈したものを使用し，固定は4℃で行う。
- 電子顕微鏡像でミトコンドリアの異常増殖，クリステ構造異常を認めた場合は呼吸鎖酵素活性を測定して確定診断する。

③ホルマリン固定（光学顕微鏡用）
- 光学顕微鏡用の固定液として使用する。
- 心臓アミロイドーシスなど，他の心筋症の鑑別や線維化の評価に必須だが，ミトコンドリア心筋症の鑑別は難しい。
- 非特異的所見として空胞病変を認める。
- 光学顕微鏡用サンプルしかない場合でも，呼吸鎖酵素に対する抗体を用いた免疫染色を行うことができる。
- 心筋病理，呼吸鎖酵素活性でミトコンドリアの構造異常，機能異常を認めた場合は確定診断となり，原因遺伝子の探索を行う。専門の研究施設で遺伝子パネル診断，エクソーム解析を行っている。

Tips & Pitfalls

呼吸鎖酵素活性
- 必ず−80℃で凍結保存し，専門の研究施設へドライアイス梱包で郵送する。

遺伝子検査
- 三大病型は受託機関に依頼する。
- 孤発例は専門の研究施設に依頼する。

文献
1) Anan R, et al : Circulation 91 : 955-961, 1995.
2) Kabunga P, et al : International journal of cardiology 181 : 303-310, 2015.
3) 武田充人：日本小児循環器学会雑誌33：287-296, 2017.

CHECK!

ミトコンドリア病のセット検査

STEP 1

▶心エコー図検査
[強く疑う] 全周性の心肥大，左室心筋緻密化障害
[進行例] 拡張相肥大型心筋症

▶心電図検査
[強く疑う] 進行性の心伝導障害（束枝ブロック，脚ブロック，房室ブロック）
[特に疑う] 心筋症に合併する WPW 症候群

▶臨床症状と家族歴
[強く疑う] 低身長，糖尿病，難聴，脳神経症状，腎機能障害，眼症状
- 母方家系のみに罹患者がいる場合は，ミトコンドリア DNA 異常（母系遺伝）を疑う。
- 随伴症状がなくても原因不明の心筋症は［STEP 3］へ。

STEP 2

▶ミトコンドリア病 三大病型の確認
- （1）MELAS （2）MERRF （3）CPEO/KSS

▶ミトコンドリア病を疑った場合の検査
- 血液または髄液，乳酸，ピルビン酸
- 経口75g 糖負荷試験，末梢神経伝導検査，眼科的検査，聴力検査
- 脳 MRI，骨格筋生検
- 遺伝子検査（臨床検査受託機関）

STEP 3

▶心筋症孤発例の診断アプローチ
- 確定診断のためには，心筋生検（病理，呼吸鎖酵素）と血液（遺伝子検査）
- 心筋生検サンプルは，光学顕微鏡用，電子顕微鏡用，−80℃凍結保存用の3つに分ける。
- 病理検査→呼吸鎖酵素活性→（診断確定）→原因遺伝子同定の流れ

V

セットに用いる検査項目を理解する

セットに用いる検査項目を理解する
BNP/NT-proBNP

川上利香（奈良県立医科大学循環器内科）

検査のポイント

- さまざまなバイオマーカーの中でもBNPおよびNT-proBNPは，心不全診療を支える補助診断法として別格であり，スクリーニングから診断，予後予測まで幅広く用いられる。
- BNP/NT-proBNP濃度は，年齢，腎機能，性別，併存疾患，肥満（BMI）の影響を受ける。
- 心不全の診断もしくは治療の評価は，BNP/NT-proBNP値のみで判断するのではなく，症状，身体所見，検査所見とともに総合的に判断することが重要である。

異常値が出るメカニズムとその臨床的意義

① ヒト正常心臓でのBNP生合成

- ANP（心房性ナトリウム利尿ペプチド）は主として心房で産生され，心房細胞の分泌顆粒に貯蔵後，刺激に応じて分泌するregulated pathwayに従って分泌される。
- 一方BNPは，主として心室で合成後，貯蔵されることなしに直ちに血中に分泌するconstitutive pathwayに従って分泌される。

② BNP/NT-proBNPの測定系とBNP遺伝子発現亢進機序

- 壁応力（伸展ストレス）に応じて主として心室の心筋細胞でのBNP遺伝子発現が亢進し，転写・翻訳後，108個のアミノ酸配列のproBNP(1-108)が産生される。
- その後，生理的に非活性のNT-proBNP(1-76)と生理活性を有する成熟型BNP(77-108)に切断され，血中に等モルで分泌される（図1）[1]。
- つまり，BNPは心室への負荷の程度を鋭敏に反映する生化学的マーカーである。

心不全におけるBNP/NT-proBNPの測定

① 診断

- BNP/NT-proBNPは，心不全の診断，鑑別のための重要なマーカーの1つである。
- 日本の心不全診療ガイドライン[2]では，心不全を疑う症状や所見に加え，NT-proBNP ≧400pg/mLまたはBNP ≧100pg/mLを，急性・慢性心不全とも1つの目安としている。
- しかし，BNP/NT-proBNPは年齢，性別，腎機能，BMIの影響を受けるため，患者に応じてカットオフ値を考えるべきである。これらの値のみで短絡的に心不全の有無を判断すべきではない。
- NT-proBNP ≧900pg/mLまたはBNP ≧200pg/mLでは心不全の可能性はかなり高いが，腎機能と左室コンプライアンス低下を合併しやすい75歳以上においては，NT-proBNP ≧1,800pg/mLをカットオフ値とすべきとの意見もある（表1）[2]。

図1 BNPとNT-proBNPの合成と分解

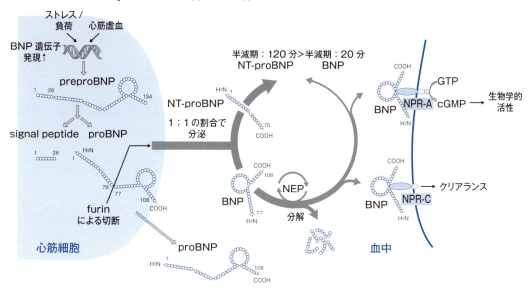

BNPは主として心筋細胞から心筋のストレスに応じて遺伝子発現が亢進し，preproBNPからproBNPとsignal peptideに分かれる．続いて，furinによって，proBNPから生物活性のある成熟BNP(77-108)と生物活性の有しないNT-proBNP(1-76)に切断され，1：1の割合で血中に分泌される．血中にはBNP/NT-proBNPの前駆体であるproBNPも存在する．
NEP：中性エンドペプチダーゼ（ネプリライシン），NPR-A：ナトリウム利尿ペプチドA型受容体，NPR-C：クリアランス受容体

（文献1より引用改変）

表1 BNPとNT-proBNPとの比較

	BNP	NT-proBNP
アミノ酸	32個	76個
分子量	3.5kDa	8.5kDa
半減期	約20分	約60〜120分
生理活性	あり	なし
クリアランス	NPR-C，NEP，腎臓	腎臓
GFRとの関連	＋	＋＋＋＋

NPR-C：クリアランス受容体，NEP：中性エンドペプチダーゼ（ネプリライシン），
GFR：glomerular filtration rate

（文献2より引用改変）

②重症度，予後および治療判定

- BNP/NT-proBNP血中濃度は左心不全，右心不全ともに重症度に比例して上昇する．
- BNP/NT-proBNPガイド下での心不全治療が予後改善をもたらすかについては，一定の見解は得られていない．BNPやNT-proBNP値をある数値以下に維持しなければいけないという絶対的な管理目標値はない．
- BNP/NT-proBNP値にこだわり，過剰に利尿薬を使用すると，腎機能はかえって悪化し，予後悪化に関連する可能性がある．

- 個々の症例に応じた最適なBNP/NT-proBNP値を見つけることが重要であるが，前回（もしくは目標値）の2倍以上に上昇したときは何らかの理由を考える。
- とはいえ，BNP, NT-proBNP値が低いもしくは治療経過中に低下した心不全患者は，高い患者より予後良好である。
- 死亡，心血管イベント，心不全などのリスクの層別化についてはガイドライン上，Class Iである。
- 急性心不全患者で入院し，1年後に生存していた患者では，BNP, NT-proBNPとも入院時の値に比べ，48時間後，退院時の値が有意に低下したが，非生存患者では，低下を認めなかった（**図2a**）[3]。
- 慢性心不全においても，治療開始後4カ月の時点でBNP, NT-proBNPのいずれも低い群では高い群より予後良好であった（**図2b**）[4]。

図2 急性心不全1年後生存者と非生存者におけるBNP・NT-proBNP値の変化の違い（a），および慢性心不全患者（LVEF＜40％）におけるBNP・NT-proBNP値の4カ月後の変化と全死亡との関係（b）

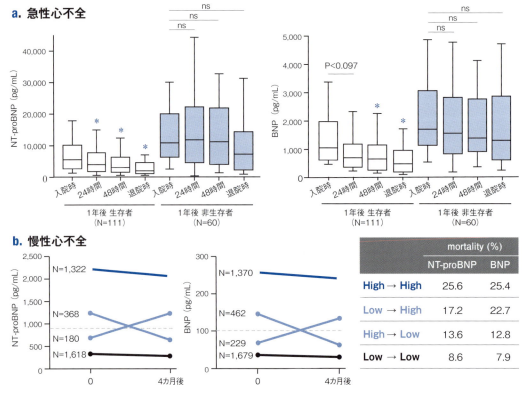

急性心不全で入院した患者のうち1年後生存者は，入院時に比べ24時間後，48時間後，退院時のBNP・NT-proBNPは有意に治療経過中に低下したが，非生存者では低下を認めなかった。
＊P＜0.001 vs 入院時，ns：not significant

（文献3, 4より引用改変）

Tips & Pitfalls

血中濃度増加に影響を与える因子

- NT-proBNP は BNP とは異なり,腎臓のみから排泄される。分子量も BNP より大きく,腎機能低下,年齢の影響を受けやすい(図1,表1)[1,2]。

血中濃度低下に影響を与える因子

- 肥満患者では,BNP/NT-proBNP とも低下する。詳細な機序は不明だが,脂肪組織では,NPR-C(クリアランス受容体)の発現が亢進していることが BNP 低下に関与するとの報告がある[5]。しかし,NPR-C によるクリアランスを受けない NT-proBNP 濃度も肥満患者で低下していることから,その他の因子の影響も考えられている。

心不全を過小評価する可能性のある疾患

- 収縮性心膜炎,僧帽弁狭窄症,一部の虚血性心疾患,高度肥満などを伴う心不全では,BNP だけでは心不全の程度を過小評価してしまう場合がある。僧帽弁狭窄症では,心房に負荷がかかり,心房由来の ANP がむしろ上昇する。収縮性心膜炎では心室のストレッチが少ないため,軽度の上昇にとどまっていることが多い。

文献

1) Weber M, et al: Heart 92 : 843-849, 2006.
2) Daniels LB, et al : J Am Coll Cardiol 50 : 2357-2368, 2007.
3) Noveanu M, et al: Crit Care 15: R1, 2011.
4) Latini R, et al: EJIFCC 24 : 78-84, 2013.
5) Madamanchi C, et al : Int J Cardiol 176 : 611-617, 2014.

BNP/NT-proBNP 検査のポイント

▶ **BNP/NT-proBNP の測定時期**
- 測定のタイミングは，心不全の診断・鑑別時，急性心不全入院時・退院時，心不全の外来診療の経過観察時であるが，保険算定回数は月1回である。

▶ **BNP/NT-proBNP ガイド下治療**
- BNP/NT-proBNP の測定により，β遮断薬導入時，初期の増量時の心不全悪化を早期に検知できることがある。しかしながら，心不全の状態は総合的に判断すべきである。

▶ **BNP/NT-proBNP の測定系に対する注意点**
- 血中には，主として BNP，NT-proBNP，proBNP が存在し，BNP および NT-proBNP の測定キットは，これらの前駆体である proBNP と交差する（表1）[2]。

セットに用いる検査項目を理解する
心筋トロポニン

佐藤幸人（兵庫県立尼崎総合医療センター循環器内科）

検査のポイント
- 血中トロポニンは「心筋梗塞の診断」の第一選択のバイオマーカーであるが，「慢性・急性心不全のリスク評価・治療効果判定」にも使用可能である。
- 心不全のバイオマーカーとしては，高感度トロポニン測定系を用いる必要がある。診断のカットオフ値は測定系により異なり，互いに換算もできない。
- 心不全のリスク評価・治療効果判定ともに，BNP/NT-proBNPとは独立している。

異常値が出るメカニズムとその臨床的意義

①心筋トロポニン

- トロポニン複合体（トロポニンT, C, I）は，骨格筋と心筋の両者において横紋筋のアクチンとミオシンの間のカルシウムを介した筋収縮の調節を行っているが，心筋トロポニンは90％以上が心筋細胞の構造フィラメント上に存在し，数％が心筋細胞の細胞質に存在する（図1）[1]。
- 血中心筋トロポニンの測定系は骨格筋と交差しない心筋特異的な抗体を用いており，心筋トロポニンは2000年の欧州心臓病学会／米国心臓病学会（ESC/ACC）急性心筋梗塞診断改定より，急性心筋梗塞の診断基準に記載されるようになった。
- 従来は，陽性か陰性かといった定性的検査であったが，高感度トロポニン測定系の登場により，低値部分が正確に定量可能となった。
- 健常者を測定したヒストグラム（図2）を用いて健常者の99パーセンタイル値をカットオフ値とし[2]，99パーセンタイル値における変動係数（CV）［CV（％）＝ SD（標準偏差）÷平均値（mean）×100（％）］が10％以下である測定試薬が高感度測定系として推奨されている。

図1 心筋トロポニンの局在

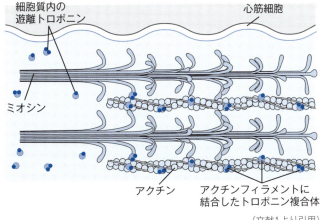

（文献1より引用）

- 歴史的には心筋梗塞の診断に用いられてきたトロポニンであるが，特に高感度測定系により心不全の予後推定・治療効果判定に用いることが可能である[2~5]。

②心不全患者における心筋トロポニン上昇の機序

- 心不全患者では交感神経系，レニン・アンジオテンシン・アルドステロン系，炎症性サイトカイン系が活性化しており，これらは心筋細胞にダメージを与える。また，心室にかかる壁応力が心内膜虚血を惹起し，血中心筋トロポニンが上昇する。心筋障害が生じることにより心不全が悪化し，さらにこれらの系は悪化し，悪性サイクルとなる。急性心不全になるとますますこれらの系は活性化し，低血圧に対する点滴強心薬も心筋障害を引き起こし，一層トロポニン値が上昇する（図3）[3]。

急性心不全におけるトロポニン測定

- 慢性心不全患者は，経過中に急性心不全を繰り返して，状態が段階的に悪化していくが，急性心不全においても，観察開始時の心筋トロポニン値は予後予測因子の1つである。
- 欧米の急性心不全の大規模レジストリであるADHEREデータベースの報告では，観察開始時の心筋トロポニンTまたはI値が高値であるほど，院内予後が不良であった。逆に，急

図2 健常人における高感度トロポニンTの分布

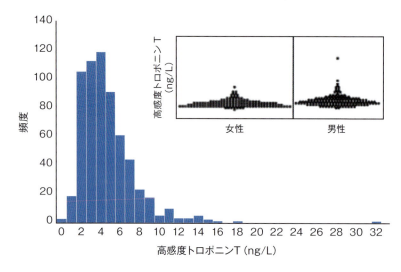

健常人の99パーセンタイル値をもって，カットオフ値とする。ロシュ社の場合，14ng/L（0.014ng/mL）。

（文献2より引用）

図3 心筋障害の観点からみた，慢性心不全と急性心不全の悪循環

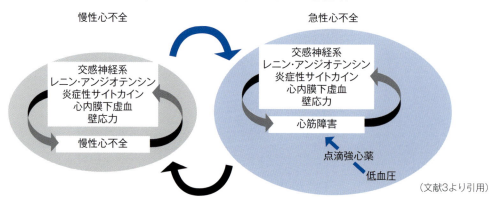

（文献3より引用）

性心不全患者でトロポニンが低値であるとリスクが低いという報告もある[4]。

慢性心不全におけるトロポニン測定

- 慢性心不全患者における心筋トロポニンの予後予測能を検討した報告は，約20年前にさかのぼる。2001年に筆者らは，拡張型心筋症患者において，血中トロポニンが持続高値を示す患者群では，左室リモデリングが進行し，予後不良であることを報告した[5]。
- 理論的には，BNP/NT-proBNPは心負荷の指標であり，トロポニンは心筋障害の指標と考えられる。血中トロポニンは，BNP/NT-proBNPとは独立した予後予測因子であり，両者とも高値の患者は，より予後不良である[6]。
- 高感度測定系を用いた検討としては，慢性心不全の多施設試験であるVal-HeFT試験（プラセボ vs バルサルタン）のサブ解析がある。約4,000例の慢性心不全患者において，従来の測定系である心筋トロポニンT［検出限界 0.01ng/mL（10ng/L）］は10％の患者で検出されたが，高感度トロポニンT（hs-TnT）［検出限界 0.001ng/mL（1ng/L）］は92％の患者で検出され，中央値は0.012ng/mL（12ng/L）と非常に低値であった。また，わずかなhs-TnTの数値の差が予後の差に反映することが示されている[4]。さらには，観察開始時だけでなく，経過観察時のhs-TnT値も独立した予後予測因子であることが示され，数値の経過を追う重要性が示唆された。

Tips & Pitfalls

測定値に影響を与える患者背景因子

- 性別（男性がやや高値），年齢（高齢者が高い），腎機能などがある。
- 各社の各測定系によってすべて認識されるエピトープが異なるため，高感度トロポニンTの実数値はトロポニンIに換算できない。また，複数社より発売されているトロポニンIは，他社のトロポニンIに換算できない。

生理的変動

- 安定している状態において，各個人のトロポニン値は20～40％前後変動するという，生理的変動も報告されている。

心筋梗塞や心不全以外の影響因子

- ショック，大動脈解離，脳卒中，肺塞栓，急性呼吸促迫症候群，敗血症，マラソンなどの強度運動後でも心筋トロポニンは上昇する。

文献
1) Antman EM : N Engl J Med 346 : 2079-2082, 2002.
2) Giannitsis E : Clin Chem 56 : 254-261, 2010.
3) Sato Y, et al : Int J Cardiol 126 : 171-176, 2008.
4) Chow SL, et al : Circulation 135 : e1054-e1091, 2017.
5) Sato Y, et al : Circulation 103 : 369-374, 2001.
6) Sato YJ, et al : Cardiol 60 : 160-167, 2012.

心筋トロポニン検査のポイント

▶急性心不全

- 高感度測定系を用いると，治療経過中の変動を検討することも可能である。図4は拡張型心筋症患者が急性心不全を繰り返したときのBNPとhs-TnIの変化である[3]。急性心不全時にはBNP同様，hs-TnIも急上昇している。
- 急性心不全の治療開始数日後に，治療経過が一見良好でBNPまたはNT-proBNPが低下するにもかかわらず，hs-TnTまたはhs-TnIが上昇する患者群があり，予後不良であることも判明してきた。
- 最近では，急性心不全の治療評価に，高感度トロポニンを用いた報告もある。

図4 拡張型心筋症患者におけるBNP，高感度トロポニンI（hs-TnI）の推移

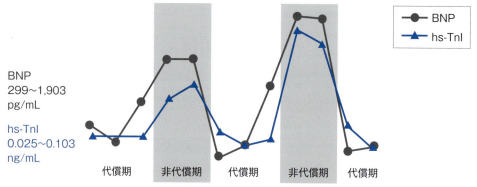

BNP 299～1,903 pg/mL
hs-TnI 0.025～0.103 ng/mL

代償期 非代償期 代償期 非代償期 代償期

急性心不全の状態では，急速なBNPとhs-TnIの上昇を認めた。

▶慢性心不全

- 心筋梗塞の診断，リスク評価のバイオマーカーとして登場したトロポニンであるが，高感度測定系の登場により，心不全のリスク評価だけでなく，治療指標としての可能性や，一般住民や高血圧症における心筋障害の検出などへの応用が可能になってきた。
- 心不全の診断・予後推定・治療効果判定に用いられているバイオマーカーとして，BNP/NT-proBNPがあるが，現在では数多くのガイドラインや総論で，心不全におけるトロポニン測定の記載が認められる。
- 肥大型心筋症，心臓サルコイドーシス，心臓アミロイドーシス，心筋炎，抗がん剤使用後の心不全などにおいても上昇し，リスク評価や治療効果判定などの検討が報告されている。

セットに用いる検査項目を理解する
腎機能と尿検査

林　宏樹（藤田医科大学医学部腎臓内科学）

検査のポイント
- 心不全では，主に尿細管や間質が傷害を受けるが，臨床では尿細管・間質傷害によって間接的に影響を受ける推算 GFR などの糸球体機能検査が用いられる。
- クレアチニンは筋量の影響を受けるため，著しく筋量が少ない場合には，シスタチン C などの評価を考慮する。
- 心不全に伴う腎機能障害の機序として，腎灌流の低下や腎うっ血に代表される腎血行動態異常，および交感神経系やレニン・アンジオテンシン・アルドステロン系などの神経体液性因子の亢進が重要である。

異常値が出るメカニズムとその臨床的意義

①腎機能検査
- 心不全によって腎で傷害を受けるのは主に尿細管・間質であるが，実臨床では尿細管・間質傷害によって間接的に影響を受ける糸球体の機能検査が用いられる。
- 糸球体機能検査には，血清尿素窒素（UN），血清クレアチニン（Cr）がある。UN は腎外性の要因を受けやすいため，Cr が重要視される。Cr 値は GFR が50% 以下にならないと明らかな異常値を示さないため，慢性腎臓病（CKD）の評価には推算 GFR（eGFR）を用いる。
- Cr はクレアチンの不可逆的な最終代謝産物である。クレアチンは肝で合成された後に筋に取り込まれ，クレアチンキナーゼ（CK）によってリン酸化され筋肉のエネルギー源となる。したがって，Cr 産生量は筋量と比例する。
- 心臓カヘキシーなどで筋量が著しく低下している場合は，筋量の影響を受けにくいシスタチン C の評価を検討する。

②尿検査
- 血液のフィルターである糸球体が傷害されれば，血尿や蛋白尿がみられる。円柱の出現は尿細管腔の一時的な閉塞とその後の再灌流を意味する。
- 心不全による直接的な糸球体傷害は乏しいため，通常，尿異常は軽微である。新たな尿異常の出現や悪化がみられる場合には，何らかの糸球体腎炎や尿細管間質性腎炎の合併を疑う。
- 尿細管傷害を反映しうる尿中 NGAL や LFABP が AKI の早期診断マーカーとして期待されるが，これらを用いた診断・介入による予後への有用性を従来法と比較した研究は乏しく，真に有用か否かは今後の検討課題である。

③心腎連関と心腎症候群（CRS）
- 心不全では心臓と腎臓に連続的で密接なクロストークがあり，急性心不全における腎機能障害は急性心腎症候群（CRS 1型），慢性心不全における腎機能障害は慢性心腎症候群（CRS 2型）と位置付けられる（図1）。
- 心腎の悪循環を断つため，適切な検査の実施と病態把握に基づく心腎双方のバランスを考慮

図1 時間軸でみた心腎連関

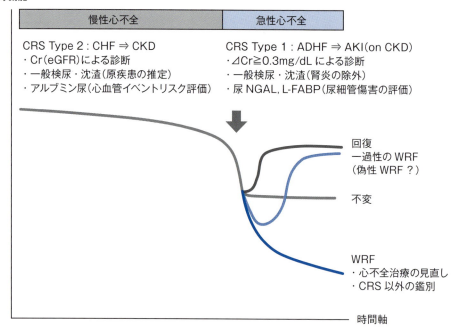

した介入が必要である。

急性心不全における腎機能障害（CRS 1型）：腎機能検査と尿検査

- Cr絶対値の変化に注目し，一般検尿・沈渣により，他の腎疾患の除外を行う．尿細管傷害の評価には，尿中NGAL, L-FABPの測定を検討する．
- 急激なGFR低下の結果として，Crが明らかな異常値を呈した時点では，すでに介入の機会を逸していることが多い（図2）[1]．そのため，Kidney Disease : Improving Global Outcomes（KDIGO）は48時間以内のたかだか0.3 mg/dLのCr値上昇をAKI診断基準の1つとした．
- 循環器医が用いるWRFと腎臓内科医が用いるAKIは同義であるとの見方もあるが，腎臓には予備能があるため，AKI（≒急性尿細管傷害）であってもWRF（≒Cr上昇で捉える腎障害）を呈さないことがある．通常，WRFは治療介入後のCr推移に対して用いられ，Cr値 0.3mg/dL以上の上昇と定義されることが多い（図1）．
- 心不全の改善に伴う軽度／一過性のCr上昇は予後と関連しない（偽性WRF）との報告があるが，比較的小規模の短期観察にとどまっており，軽度／一過性といえども，極力回避することが望ましい．
- AKIの病態生理は多岐にわたる．特に，腎低灌流と腎うっ血に代表される腎血行動態の異常を介したメカニズムが重要である（図3）[3]．
- 腎に限らず臓器血流を規定するのは，血流量ではなく，平均血圧である．したがって，AKI/WRF患者の腎血行動態把握で注目すべきは血圧である．
- 糸球体という毛細血管塊は，濾過を行うために前後を細動脈に挟まれ，平均血圧 50mmHgと思いのほか高圧な環境を要する．つまり，腎血行動態異常への介入の大原則は，まず腎灌流圧を保つことである．

図2　AKIの進展様式モデル

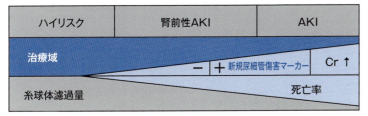

（文献1より改変引用）

図3　心腎症候群（Type 1）の病態生理

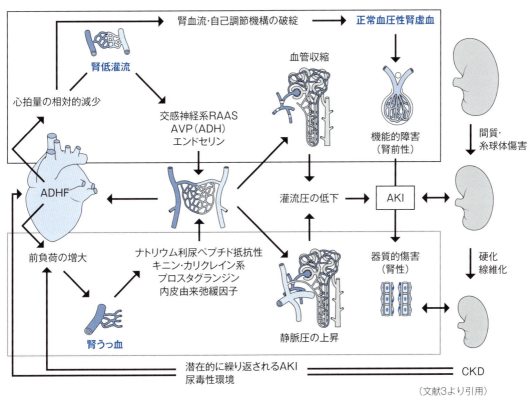

（文献3より引用）

- 腎灌流圧を保つために，個々の患者の病態を考慮し，血管抵抗を上げる，心拍出量を増やす，はたまた腎うっ血を悪化の要因と考えて，あえて利尿薬や血液濾過を増やす，などの対応を行う。
- 治療では，利尿薬に加え，後負荷軽減のために血管拡張薬が頻用されるが，心と腎の至適血圧は必ずしも一致しない。腎の微小循環を念頭におき，過降圧に陥らぬよう注意する。
- 外来時と比べて相対的な低血圧を呈し，十分な尿量が得られないWRF症例に，ACE阻害薬やカルシウム拮抗薬が投与されている場合には，減量や中止も考慮し，強心薬や昇圧薬の投与も検討する。
- 右心不全症状を伴うWRFや腎低灌流がないのにWRFを呈する患者では，腎うっ血が存在すると考える。既存の利尿薬への抵抗性を呈している場合が多く，血圧低下による腎低灌流を助長しにくいバソプレシンV_2受容体拮抗薬のよい適応となる。

慢性心不全における腎機能障害（CRS 2型）：腎機能検査と尿検査

- 一般検尿・沈渣により，CKD の原疾患の推定と病勢評価を行う．腎内の小動脈・細動脈を首座とする腎硬化症では通常尿所見は軽微である．糸球体を病変の首座とする糖尿病性腎症では顕性蛋白尿や沈渣で病的な円柱を呈しうる．
- Cr（eGFR），蛋白尿・アルブミン尿の推移をモニターし，パネル化された CKD 重症度別の心血管死亡と末期腎不全到達のリスクを把握する[4]．
- 慢性心腎症候群（CRS 2型）には，急性心腎症候群（CRS 1型）と同様に，腎低灌流や腎うっ血の遷延，交感神経やレニン・アンジオテンシン・アルドステロン系などの神経体液性因子が関与している（図4）．

図4 心不全における腎不全惹起のメカニズム

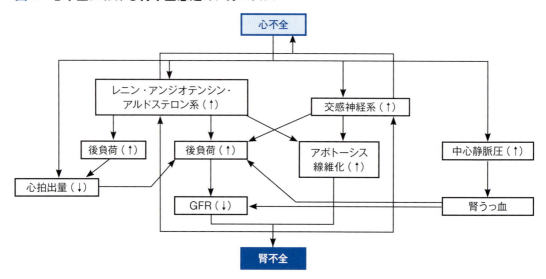

Tips & Pitfalls

正常血圧性腎虚血性 AKI（normotensive ischemic AKI）[5]

- 血圧がおおむね正常域であっても，相対的な腎灌流圧低下から虚血性 AKI に至る病態をいう．
- 腎は，血圧低下時でも，輸入細動脈の拡張と輸出細動脈の収縮により腎灌流圧を保ち，GFR を維持する調節能を有する．
- 高齢者や動脈硬化性疾患患者では，動脈可塑性に乏しく，調節能が低下する．このため，軽度あるいは相対的な血圧低下でも腎灌流圧を保てず GFR は低下し，正常血圧性虚血性 AKI に陥る．
- NSAIDs（輸入細動脈拡張を阻害）やレニン・アンジオテンシン系阻害薬（輸出細動脈収縮を阻害）は，この調節能に悪影響をもたらしうるため，これらの服用患者では AKI 発症に注意が必要である．

CHECK!

腎機能検査と尿検査のポイント

▶急性心不全に伴う腎機能障害

- 通常，心不全におけるWRFは，治療介入後のCr推移に対して用いられ，0.3mg/dLのCr値上昇と定義される。
- KDIGOの基準では，AKIは48時間以内の0.3mg/dLのCr値上昇と定義される。
- AKIの病態生理では，腎低灌流と腎うっ血に代表される腎血行動態の異常，神経体液性因子の亢進が重要である。
- 糸球体への輸入および輸出細動脈の調節能が低下している場合には，血圧がおおむね正常域にあっても，相対的な腎灌流低下から虚血性AKIに至ることがあり，注意を要する（正常血圧性腎虚血性AKI）。

▶慢性心不全に伴う腎機能障害

- 腎低灌流や腎うっ血の遷延，神経体液性因子の活性亢進によって生じる。
- 腎内の小動脈や細動脈を病変の首座とする疾患では尿所見は軽微であるが，糸球体を首座とする場合，顕性蛋白尿や沈渣で病的な円柱を呈する。
- eGFR，蛋白尿・アルブミン尿の推移から，CKD重症度別の心血管死亡や末期腎不全到達のリスクを把握する。

文献
1) Jo SK, et al : Clin J Am Soc Nephrol 2 : 356-365, 2007.
2) Damman K, et al : Eur Heart J 36 : 1437-1444, 2015.
3) Ronco C, et al : J Am Coll Cardiol 60 : 1031-1042, 2012.
4) 日本腎臓学会編：エビデンスに基づくCKD診療ガイドライン2013．東京医学社，p.3-5, 2013.
5) Abuelo JG : N Engl J Med 357 : 797-805, 2007.

セットに用いる検査項目を理解する
肝機能

谷口達典（大阪大学大学院医学系研究科循環器内科学）

検査のポイント
- 心不全に伴う肝障害は，大きく「うっ血性肝障害」と「虚血性肝障害（低酸素性肝障害）」とに分けられる。
- 肝酵素の異常パターンから血行動態を簡易的に予測することが可能である。
- 心不全における肝酵素の推移は，治療効果判定にも有効である。

異常値が出るメカニズムとその臨床的意義

①肝臓の役割
- 蛋白の合成や物質の分解などの代謝を担う主要臓器の1つであり，全心拍出量の約4分の1の血液が灌流する。
- その内部の複雑な血管走行や高い代謝能力のため，血行動態の変化により特に影響を受けやすい臓器である。

②肝酵素
- 「肝逸脱酵素」と「胆道系酵素」とに分けられる。
- 肝逸脱酵素としてはASTやALTなどのトランスアミナーゼ，胆道系酵素としてはγ-GTP，ALP，D-Bilなどがある。
- AST，ALTは肝細胞が障害を受けたときに血中に逸脱する。ASTは全身の広域に分布しているが，ALTは肝に集中している。
- ALPは，肝細胞膜と毛細胆管に多く分布しており，胆汁への排出障害，胆管内圧亢進による肝での生成亢進で血中濃度が上昇する。
- γ-GTPは肝細胞のミクロソームや毛細胆管膜に局在し，アルコールや薬剤などで誘導を受け，血中濃度が上昇する。
- 肝臓に特異的ではないが，LDHも肝障害時に上昇を認める。

心不全における肝機能の評価

①心不全における肝障害
- 「うっ血性肝障害」と「虚血性肝障害（低酸素性肝障害）」とに大きく分けられる[1]。
- 心不全患者では，その極度に低下した心機能のため右房圧の上昇と心拍出量の低下をきたし，これらが肝障害を引き起こす。

②うっ血性肝障害
- 受動的うっ血による肝臓の障害であり，心不全において頻繁に認められる。
- 主に，胆道系酵素（γ-GTP，ALP，ビリルビンなど）の上昇を認める。

図1　肝臓の解剖図

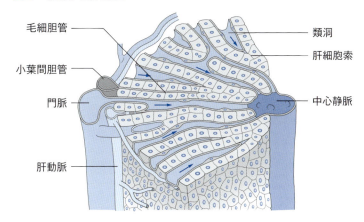

- 上昇するメカニズムとしては，下大静脈における圧上昇が肝静脈を介して肝臓の類洞圧の上昇や肝細胞の腫脹へとつながる。そして，毛細胆管を圧迫することにより胆道系酵素が血中に逸脱する[2]（図1）。

③虚血性肝障害（低酸素性肝障害）

- いわゆる"shock liver"である。
- 肝血流低下や動脈血酸素化低下で引き起こされる。肝臓組織は酸素化不全を起こし，肝細胞死に反応して肝臓蛋白が放出される。
- 組織学的所見は centrilobular necrosis（CLN）と呼ばれ，小葉中心静脈周囲（zone 3）において低酸素のため，同部位の肝実質細胞の壊死が生じる。
- さまざまな肝酵素の上昇を認めるが，肝細胞の破壊によりトランスアミナーゼなどの肝逸脱酵素の上昇が目立つ。
- AST，ALT は正常値の10倍程度まで上昇し，T-Bil 値も上昇，PT は延長する[3]。
- ただし，この虚血性肝障害は血行動態が改善されれば，比較的速やかに改善を認め，血行動態が改善したのにもかかわらず遷延することはあまりない。

④心不全における肝機能指標の役割

- 肝機能指標は血行動態を把握するうえで，非常に有用なツールとなりうる。
- 入院中や外来において，これらの肝酵素などをフォローすることにより，簡易的に血行動態を推察することもできる。
- γ-GTP，ALP，D-Bil などの胆道系酵素の異常は中心静脈圧の上昇を示唆し，AST や ALT などのトランスアミナーゼは低心拍出状態を示唆する（図2）。ただし，心拍出量の高度の低下を伴わない限り，トランスアミナーゼの上昇は軽度に留まることが多い。
- 肝機能指標は心不全における予後予測指標としても報告が多く，慢性期にも高値である症例は予後不良であることが多い。

図2　血行動態異常と関連する肝機能異常

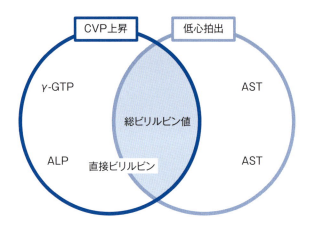

Tips & Pitfalls

Ⅳ型コラーゲン

- 肝線維化を表すマーカーであるが，心不全においてはダイナミックに変動し，肝うっ血も反映すると考えられる。

早期かつ迅速なLDHの上昇

- 虚血性肝障害の特徴的な所見であり，肝障害早期にALT/LDH比が1.5よりも小さいことは肝炎をきたす他疾患と異なる所見である[3]。

血行動態の破綻と肝機能の推移

- 血行動態破綻の1～3日後よりLDHが正常値の10～20倍近くまで上昇し，血行動態の改善が得られた後は7～10日間で正常値まで改善する。

血行動態とビリルビン

- D-Bilは，その代謝経路から中心静脈圧との関連性が深い。T-Bilは，中心静脈圧の上昇と低心拍出状態の両方と関連がある[4]。

肝代謝薬剤量の調整

- 肝機能が障害された際には，肝代謝の薬剤量は調整が必要である。例えば，ワルファリンによる抗凝固作用が強く出現しすぎることがあるため，凝固能のフォローをきちんと行う必要がある。
- 重症心不全患者においては，肝酵素の完全な正常化が難しいこともあり，正常値にこだわりすぎないことが肝要である。

CHECK!

肝機能検査のポイント

▶ 検査を実施するタイミング
- 原則として，入院時はもちろんのこと，治療経過においても他のルーチンで行う血液・生化学検査と一緒に検査を実施してフォローする。

▶ 検査値の読み方
- 肝逸脱酵素と胆道系酵素のいずれが，どのタイミングで上昇しているかを確認し，血行動態把握に役立てる[4]（図2）。

▶ 診療への活かし方
- 心不全非代償期には，上昇している肝酵素値のパターンを把握して，身体所見や心エコー検査所見などと合わせて血行動態把握に役立てる。

▶ 解釈の注意点
- 肝臓自体の障害（薬剤性肝炎が最も多い）によっても上昇するため，異常値を呈する場合には心不全以外の原因を決して完全には否定せず，肝炎ウイルス感染の可能性や薬剤投与時期との時間関係を必ず確認する。

▶ 時間軸に沿った心不全診療・管理における検査の流れとポイント
- 急性心不全：肝酵素を血行動態把握の1つの参考所見としながら，心エコー図や右心カテーテル所見などの結果とともに，カテコラミンや血管拡張薬を調整する。
- 慢性心不全：急性心不全と同様に，外来での利尿薬や経口強心薬投与の参考にすることができる。

文献
1) Moller S : Eur Heart J 34 : 2804-2811, 2013.
2) Nikolaou M : Eur Heart J 34 : 742-749, 2013.
3) Cassidy WM : J Clin Gastroenterol 19 : 118-121, 1994.
4) van Deursen VM : J Card Fail 16 : 84-90, 2010.

セットに用いる検査項目を理解する
電解質

森　建文（東北医科薬科大学医学部腎臓内分泌内科）

検査のポイント

- 心不全の病態および治療においては，さまざまな電解質異常が生じる。心不全における電解質異常は生命予後に深く関与する。
- 電解質異常を認めた場合は，盲目的な補正治療ではなく，その原因を検索することが適切な治療へのカギとなる。
- 心不全では，腎灌流圧の低下や腎うっ血によりナトリウム・水利尿障害が生じ，体液貯留が起きる。また，バソプレシンの血清浸透圧に依存しない圧受容体を介した不適切な分泌により水利尿不全を生じ，希釈性の低ナトリウム血症を生じる。
- 低栄養や循環不全による低カリウム血症，低カルシウム血症および低マグネシウム血症は，心機能をはじめとした臓器機能に影響しうる。
- 慢性腎不全を合併した心不全では，高カリウム血症のほか，低カルシウム血症，高リン血症を呈しやすい。
- 利尿薬や心筋保護薬の使用による電解質異常に留意し，定期的な検査を行う。各薬剤それぞれの作用のほか，薬剤の相互作用により，副作用が増強される場合がある。

異常値が出るメカニズムとその臨床的意義

- 心不全ではさまざまな電解質異常が生じる。心不全治療薬の多くが電解質バランスに影響し，電解質異常を修飾するため，薬剤誘因性の異常にも配慮する。

①ナトリウムの異常

- 心不全に伴う代表的な電解質異常である低ナトリウム血症は，心不全患者の約20〜30％にみられ，入院リスクや入院期間の延長，生命予後悪化と関連する[1〜3]。
- 循環不全による腎灌流低下は，糸球体濾過や腎髄質循環の減少をきたし，ナトリウム利尿が阻害される。また，中心静脈圧の上昇により腎静脈圧が上昇し，腎うっ血が生じる。腎間質圧の上昇と網細管のうっ滞から糸球体濾過と腎髄質循環はさらに減少し，ナトリウム利尿障害を助長する（図1）[4]。
- 腎髄質血流の減少は，ナトリウム貯留のほか，髄質間質浸透圧の上昇とバソプレシンの増加によりアクアポリンを活性化し，水貯留を引き起こす。また，循環不全による圧受容体の刺激により，バソプレシンやカテコラミンの刺激が起き，腎循環の低下による傍糸球体装置への刺激によりレニンが産生され，レニン・アンジオテンシン・アルドステロン系が賦活する（図1）[5]。カテコラミンの賦活は，静脈拡張能を減らし，腎うっ血を増強させる[6]。
- 血清ナトリウム濃度は，ナトリウムなどの血中浸透圧刺激に対するバソプレシンの分泌により調節されている。心不全では，圧受容体からの非浸透圧刺激による不当なバソプレシン分泌により自由水の排泄が制限され，希釈性の低ナトリウム血症になる[5]。

図1 心不全における体液貯留メカニズムと低ナトリウム血症の要因

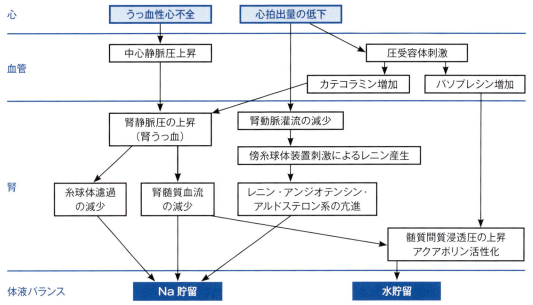

心不全では，心拍出量の低下とうっ血により腎循環は減少し，ナトリウム・水貯留を起こす。一方，圧受容体を介した非浸透圧性のバソプレシン分泌により水貯留は助長され，希釈性の低ナトリウム血症になる。

②カリウムの異常

- 低カリウム血症も不整脈や突然死を増加させ，心不全の予後に関与する[2]。
- 心不全で腎灌流が低下すると，傍糸球体装置においてレニンが産生され，アンジオテンシンⅡやアルドステロンが産生され，レニン・アンジオテンシン・アルドステロン系が亢進する。アルドステロンは集合管でカリウム排泄作用を有するため，低カリウム血症になりやすい。

③マグネシウムの異常

- マグネシウムは酵素反応に重要な役割を果たし，ミトコンドリア機能にも深く関与する。また，血管や臓器の抗炎症や抗酸化ストレスに関与し，カリウムやカルシウムの代謝にも関わる[2,7]。
- 低カリウム血症，低ナトリウム血症，低カルシウム血症および低リン血症を併存することが多い。
- 呼吸性アルカローシスやカテコラミンの増加は，マグネシウムの細胞内へのシフトにより，低マグネシウム血症を惹起する。
- ループ利尿薬は強いマグネシウム排泄作用があり，低マグネシウム血症になりやすい。

④カルシウムの異常

- 腎不全を伴う心不全では，活性化ビタミンDの低下により，しばしば低カルシウム血症を認める。
- 低カルシウム血症は，高リン血症とともに続発性副甲状腺機能亢進をもたらし，PTH産生を増加させ，骨吸収を促進する。
- 低カルシウム血症は可逆性の心不全の原因になることがある。

⑤リンの異常

- 心不全患者の10％程度に低リン血症が観察される。低リン血症は，心筋障害による心機能低

下や不整脈に関与する。
- 低リン血症の原因には，摂取障害などによる低栄養のほか，カテコラミンの賦活や呼吸性アルカローシスによる細胞内からの移動，サイアザイド系利尿薬によるリン排泄の亢進がある。フロセミドにも同様の作用があるが，その効果は非常に弱い。
- 低カリウム血症，低カルシウム血症，低マグネシウム血症も，リン排泄の亢進などを介して低リン血症を招く[8]。
- 腎不全を伴う心不全患者では，リン排泄の低下により高リン血症になる。
- 高リン血症が続くと，二次性副甲状腺機能亢進症によるPTH産生により，心肥大および心不全が悪化する。
- 高リン血症は血管平滑筋石灰化のリスクになる。

心不全における電解質異常検査の実際

- 心不全診療の臨床現場では，血清ナトリウムおよびカリウム濃度異常の頻度が高い。

①ナトリウム濃度の異常

- 血清ナトリウム濃度の異常を認めた場合，尿中ナトリウム濃度，血清浸透圧および尿浸透圧を測定する。また，細胞外液量の評価を行う。
- 心不全ではナトリウム排泄性の利尿薬を用いることが多く，薬剤が低ナトリウム血症の原因となる場合も少なくない。細胞外液量が減少し，尿中ナトリウム濃度が上昇している場合には，利尿薬による電解質喪失の可能性を疑う。
- トルバプタン服用患者では，血清ナトリウム濃度の急上昇や高ナトリウム血症に留意する必要がある。1mEq/L/時や8mEq/L/日以上の血清ナトリウム濃度の上昇は，浸透圧脱髄症候群のリスクとなる。
- トルバプタン導入時に尿浸透圧や尿比重が低下する場合，その後の利尿が予測される。血清ナトリウム濃度が急上昇するのは，尿量が増加したときであることから，尿量測定は重要である。急上昇を防ぐには，尿の組成に近いナトリウム濃度の補液を尿量と同等に投与する。

②カリウム濃度の異常

- 低カリウム血症では，一日尿中カリウム排泄あるいはtranstubular K gradient（TTKG）を評価する。TTKGは，(尿中カリウム濃度×血清/血漿浸透圧)/(血清カリウム濃度×尿浸透圧)で計算される。ただし，尿浸透圧＞血清/血漿浸透圧，かつ尿中ナトリウム≧25mEq/Lのときのみ計算が可能とされる。
- フロセミドやサイアザイド系利尿薬はカリウム排泄を増やすため，低カリウム血症を招きやすい。
- クッシング症候群や原発性アルドステロン症，腎動脈狭窄症は，低カリウム血症と心不全を伴いやすい。難治性の高血圧を呈する場合には，ACTH，コルチゾール，血漿レニン活性，アルドステロンなどの測定を検討する。
- 腎不全を伴う心不全では，カリウム排泄の低下により高カリウム血症が観察される場合がある。カリウム保持性利尿薬やレニン・アンジオテンシン系抑制薬（アンジオテンシン受容体ネプリライシン阻害薬を含む）による高カリウム血症の惹起に注意する。
- 血液検体の長期間放置，溶血などによる偽性高カリウム血症に注意する。
- 心電図変化を確認する。血清カリウム濃度の絶対値よりも心電図変化が治療の緊急性を決定する。

Tips & Pitfalls

電解質異常に対する心不全治療薬の影響

- 利尿薬の作用機序（図2）と主な電解質異常を示す（表1）[4]。
- ループ利尿薬は，ヘンレループにおける太い上行脚の Na-K-2Cl 共役輸送体を抑制する。ナトリウム，カリウムおよびクロライドの再吸収が抑制され，これらの電解質が失われる。マグネシウムやカルシウムの排泄が促進され，低マグネシウム血症や低カルシウム血症の誘因になりうる。
- サイアザイド系利尿薬では，遠位尿細管のナトリウムチャネルを抑制し，ナトリウムを排泄する。ループ利尿薬との大きな違いに，カルシウムの排泄を抑制する作用がある。また，脱炭酸酵素阻害作用により，リン排泄が亢進する。
- カリウム保持性利尿薬は，抗アルドステロン作用により，集合管の尿管側のナトリウムチャネルと血管側の Na-K-ATPase を抑制して，ナトリウムとカリウムの排泄を抑制する。
- バソプレシン V_2 受容体拮抗薬は，自由水排泄の促進により，血清ナトリウム濃度の上昇がみられる。ときに，口渇感の亢進や飲水励行による低ナトリウム血症も認める。
- カルペリチドはナトリウム利尿作用をもつが，電解質異常は比較的少ない。しかしながら，腎血流増加作用によりフロセミドの効果が増強し，低ナトリウム血症を招きうる。
- 高カリウム血症では，ACE 阻害薬のほか，アンジオテンシン受容体拮抗薬，抗アルドステロン薬の使用に注意する。
- 低カルシウム血症は，フロセミドの使用により助長される可能性がある。
- 低カルシウム血症や高リン血症が持続すると，二次性副甲状腺機能亢進症により，PTH が産生され，骨吸収が促進される。その結果，血管へのカルシウム沈着が促進される。

図2　心不全に用いられる利尿薬の作用機序

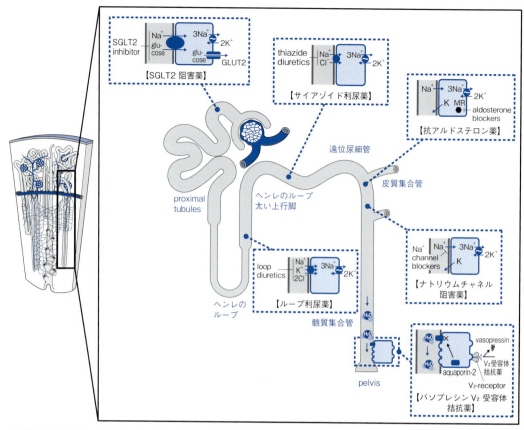

心不全においては，ネフロン全域それぞれに作用する利尿薬が使用される．腎不全を伴った心不全の病態では，腎血流と糸球体濾過の減少に基づく利尿薬抵抗性の病態のため，しばしば複数の利尿薬が併用される．

（文献4より引用）

表1　利尿薬の種類と注意すべき電解質異常

利尿薬の種類	代表的な薬剤	留意すべき主な電解質異常
ループ利尿薬	フロセミド アゾセミド トラセミド	低ナトリウム血症 低カリウム血症 低マグネシウム血症 低カルシウム血症
サイアザイド系利尿薬 （類似薬を含む）	ヒドロクロロチアジド トリクロロメチアジド インダパミド（類似薬）	低ナトリウム血症 低カリウム血症 低マグネシウム血症 高カルシウム血症 低リン血症
カリウム保持性利尿薬	スピロノラクトン エプレレノン トリアムテレン	低ナトリウム血症 高カリウム血症
バソプレシンV₂受容体拮抗薬	トルバプタン モザバプタン	高ナトリウム血症

CHECK! 電解質検査のポイント

▶ 心不全における電解質異常
- 心不全における電解質異常は予後と関連する。
- 電解質異常を認めた場合は，盲目的な補正治療ではなく，その原因を検索することが適切な治療へのカギとなる。
- 血清ナトリウム濃度やカリウム濃度の異常が多い。
- 利尿薬や心筋保護薬などの心不全治療薬による電解質異常の修飾に注意する。

▶ 血清ナトリウム濃度の異常
- 低ナトリウム血症では，尿中ナトリウム濃度，血清浸透圧，尿浸透圧を測定する。また，細胞外液量の評価を行う。

▶ 血清カリウム濃度の異常
- 低カリウム血症では，一日尿中カリウム排泄あるいは transtubular K gradient (TTKG) を評価する。
- 高カリウム血症では，緊急治療を要することがある。血清カリウム濃度ではなく，心電図変化がその緊急性を決定する。

文献
1) Klein L, et al : Circulation 111 : 2454-2460, 2005.
2) Urso C, et al : Heart Fail Rev 20 : 493-503, 2015.
3) Filippatos TD, et al : World J Cardiol 5 : 317-328, 2013.
4) Mori T, et al : Hepatol Res 47 : 11-22, 2017.
5) Schrier RW, et al : Am J Physiol 236 : F321-F332, 1979.
6) Ross EA : J Card Fail 18 : 930-938, 2012.
7) Van Laecke S, et al : Nephrol Dial Transplant 27 : 4003-4010, 2012.
8) Christopoulou EC, et al : Heart Fail Rev 22 : 349-356, 2017.

セットに用いる検査項目を理解する
凝固線溶系マーカー

竹下享典（埼玉医科大学総合医療センター中央検査部）

検査のポイント

- 心不全は，基礎疾患として心房細動や弁膜症を認めるのみならず，心腔内血栓，深部静脈血栓症，肺血栓塞栓症を高率に合併する．血栓症の予防と治療を目的として，抗凝固治療が行われる．
- ヘパリン治療のモニタリングでは，活性化部分トロンボプラスチン時間（APTT）や活性化全血凝固時間（ACT）を用いる．ワルファリン治療では，プロトロンビン時間国際標準比（PT-INR）を用いる．現時点では，低分子ヘパリン，抗血小板薬，直接経口抗凝固薬（DOAC）の有用なモニタリング法は確立していない．
- 肺血栓塞栓症および深部静脈血栓症の除外診断には，線溶マーカーである D ダイマーを用いる．
- ヘパリン起因性血小板減少症による動脈血栓症，高度大動脈弁狭窄症や補助循環装置使用時の後天性 von Willebrand 病による出血傾向に留意する．

異常値が出るメカニズムとその臨床的意義

①凝固マーカーと線溶マーカー

（1）プロトロンビン時間国際標準比（PT-INR）

- 血漿に組織トロンボプラスチンと Ca イオンを添加してからフィブリン塊が形成されるまでの時間[1]．通常，患者血漿と正常血漿の PT の比を，WHO が定める標準トロンボプラスチン試薬を基準に，検査キットごとに補正した PT-INR を用いる．外因系凝固因子と共通系凝固因子の低下により延長する（図1）．
- ワルファリンによるビタミン K 代謝酵素阻害に伴い，半減期の短いⅦ，Ⅸ，Ⅹ，Ⅱの順番で凝固因子活性が低下するため，鋭敏なモニタリング指標として PT-INR が用いられる．

（2）活性化部分トロンボプラスチン時間（APTT）

- 3.2％クエン酸ナトリウム加被検血漿に接触因子活性化薬とリン脂質を含む APTT 試薬を加え，血漿中の接触因子を活性化した後，Ca イオンを加えて凝固するまでの時間を測定する[1]．
- 内因系凝固因子と共通系凝固因子の低下により延長する（図1）．

（3）活性化全血凝固時間（ACT）

- 全血に活性化薬を加えて，フィブリンが形成されるまでの時間を計測する．ACT はベッドサイドで簡易に測定できる反面，測定手技や機器間差などの影響に注意する．

②心不全と抗凝固治療のモニタリング

- 心不全で，基礎疾患として心房細動や弁膜症を認めるのみならず，心腔内血栓，深部静脈血栓症（DVT），肺血栓塞栓症を高率に伴う．また，心不全そのものも血栓形成のリスク因子と

図1 凝固線溶カスケードと薬剤の作用点

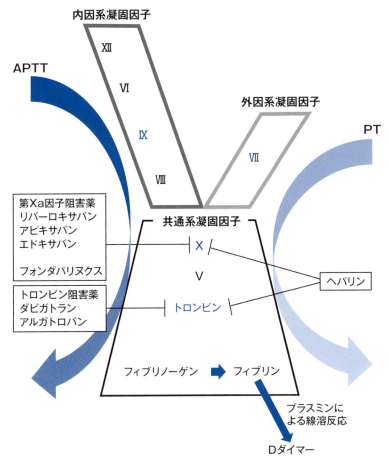

APTT（左矢印）は内因系から共通系の活性化を示し，PT（右矢印）は外因系から共通系の活性化を示す。架橋化フィブリンがプラスミンにより線溶反応で分解されたものがDダイマーである。Xa阻害薬，トロンビン阻害薬，ヘパリンの作用点を示した。青字（トロンビン，Ⅶ，Ⅸ，Ⅹ）はワルファリンの作用するビタミンK依存性凝固因子を示す。

- 心不全において抗凝固治療の有用性が確立されているものは，心房細動合併例であり，洞調律ではエビデンスがない。また，向血栓傾向を示す凝固線溶系マーカーについては一定の見解はない[2]。
- 抗凝固治療中は，凝固マーカーを定期的に測定することで，その効果をモニタリングし，適切な治療域にあることを確認する。出血傾向やHb値の低下，反応性の赤芽球分画の増加がないか，末梢血をモニタリングする。

(1) ヘパリン

- 通常，ヘパリンによる抗凝固治療のモニタリングには，APTTを用いる。APTTが正常対照値の1.5～2.5倍に延長するようにヘパリン投与量を調整する[3]。
- ACTは，人工心肺装着中やPCI中（ACT 250秒以上）など，APTTでは測定可能域を超えるような用量を使用する際のモニタリングに用いる[3,4]。
- ヘパリン開始後，急激に血小板減少を認めた場合は，ヘパリン起因性血小板減少症（HIT）を考える[1,3]。HIT患者の70％はヘパリン投与開始後5日～2週間，30％は数分～24時間で発症する。血小板減少症と動脈血栓症を主症状とする。血小板数の投与前30％以上の減少あるいは血小板数10万/μL以下の場合に疑い，臨床経過とともに診断する。
- 急性肺血栓塞栓症の治療中やPCI施行時では，ヘパリン投与を中止し，抗トロンビン薬（アルガトロバン）への切り替えが推奨される[5]。

(2) 低分子ヘパリン

- ヘパリンはトロンビンとXa活性を等しく阻害するが，低分子ヘパリンは抗Xa/トロンビン比が高いため，出血性合併症が少ない。なかでも，フォンダパリヌクスはXa阻害作用の特異性が高い[5]。
- 心不全はDVTのリスク因子であり，血栓予防目的にフォンダパリヌクスを使用することがあるが，モニタリングに一定の見解がないうえ，半減期も14〜17時間と長く，中和薬もないため，臨床症状を注意深く観察する[5]。
- 腎代謝であるため，腎機能にも注意を払う。クレアチニンクリアランス 30mL/分未満は禁忌である。

(3) ワルファリン

- 心房細動，弁膜症，心腔内血栓，肺血栓塞栓症，DVTなど，血栓症予防のための抗凝固治療に用いられる[3, 6]。
- モニタリングには，末梢血での貧血の進行監視のほかに，PT-INRが用いられる。
- 心房細動患者では，70歳未満：PT-INR 2.0〜3.0，70歳以上：PT-INR 1.6〜2.6で保つことが推奨される[6]。
- 一定期間のうち，PT-INRが治療域内にある期間の割合をtime in therapeutic range (TTR)と呼ぶ。十分な効果発揮には，TTRを60%以上に保つことが重要である[6]。
- 急性／慢性肺血栓塞栓症およびDVT予防では，PT-INRを1.5〜2.5に保つよう推奨されている[5]。

(4) 直接経口抗凝固薬（DOAC）

- DOACは，直接トロンビンまたは第X因子を阻害することで抗凝固効果を示し（図1），非弁膜症性心房細動，肺血栓塞栓症およびDVTの血栓症予防・治療に用いられる[5, 6]。
- DOACの真の薬効は，薬物血中濃度や抗Xa活性で評価するが，一般には測定できない。
- 抗トロンビン薬ではAPTTと薬物血中濃度が，抗Xa薬ではPT-INRと抗Xa活性が相関するとの報告があるものの，モニタリング法としては未確立である。

(5) 抗血小板薬

- 虚血性心疾患に対するアスピリンはClass I 適応である。近年は，$P2Y_{12}$阻害薬を併用する抗血小板薬2剤併用療法（DAPT）例も多い[3]。
- クロピドグレルの血小板反応性の個体差がCYP2C19の遺伝子多型で認められることから，モニタリングの重要性が期待されたが，その有用性を示す臨床試験はなく，ガイドラインでも推奨されていない[3]。
- 75歳以上の急性冠症候群での冠動脈ステント留置術後患者では，VerifyNow® analyzerによるモニタリングを用いたプラスグレルの用量調節は，イベント抑制につながらなかった[7]。
- 抗血小板治療におけるモニタリングの要否は，さらなる検討が必要である。

(6) 後天性von Willebrand病

- 高度大動脈弁狭窄症，補助循環装着患者など，高ずり応力を伴う病態で出血傾向を伴う場合は，抗凝固治療のコントロール不良以外に，後天性von Willebrand病を疑う[1]。大動脈弁狭窄症に伴う消化管出血は，Heyde症候群と呼ばれる[1]。
- 確定診断にはvon Willebrand因子のマルチマー解析を行い，高分子マルチマーの欠損を確認する[1]。

③ DVT 除外診断のための D ダイマー測定

- D ダイマーは，架橋化フィブリンがプラスミンによって分解を受けた断片の最小単位である（**図1**）。血栓形成から線溶反応を広く反映し，血栓傾向を評価できる[1,5]。
- 検査法には，高感度の ELISA 法や Latex 凝集法，中感度の全血法がある。
- D ダイマーは，急性肺血栓塞栓症および DVT を検出するための感度は高いが，特異度は低い。したがって，中等度～低度の検査前確率をもつ症例の除外診断に利用される。
- カットオフ値は，＜500ng/mL ～＜1μg/mL に設定される[1,5]。

Tips & Pitfalls

凝固線溶系マーカーの注意点

- 凝固線溶系マーカーの標準化は進んでおらず，検査機器やキットが同じでない限り，比較は困難である。必ず自施設でデータを確認する必要がある。
- 抗凝固モニタリングマーカーである PT-INR，APTT，ACT の延長および血栓線溶のマーカーである D ダイマーの増加は，以下の因子の影響を受ける。

　[PT-INR] 肝の蛋白合成能低下，ビタミン K 欠乏，中和抗体の産生，大量出血，播種性血管内凝固症候群（DIC），ループスアンチコアグラントの産生

　[APTT] 血友病，肝硬変，ビタミン K 欠乏，マクログロブリン血症，大量出血，DIC，ループスアンチコアグラントの産生

　[ACT] APTT と同様の因子，低血小板血症，低体温

　[D ダイマー] 加齢，悪性腫瘍，炎症，外傷，手術などの侵襲，大動脈瘤，妊娠

文献
1) 日本血栓止血学会監修：用語解説集．
2) 日本循環器学会：急性・慢性心不全診療ガイドライン（2017年改訂版）．
3) 日本循環器学会：循環器疾患における抗凝固・抗血小板療法に関するガイドライン（2009年改訂版）．
4) 日本循環器学会／日本心臓血管外科学会合同ガイドライン．重症心不全に対する植込型補助人工心臓治療ガイドライン．2013年．
5) 日本循環器学会：肺血栓塞栓症および深部静脈血栓症の診断，治療，予防に関するガイドライン（2017年改訂版）．
6) 日本循環器学会：心房細動治療（薬物）ガイドライン（2013年改訂版）．
7) Cayla G, et al : Lancet 388 : 2015-2022, 2016.

CHECK!

凝固線溶系マーカー検査のポイント

▶血液凝固検査と意義

項目	意義
PT-INR	外因系凝固機序（Ⅶ，Ⅸ，Ⅹ，Ⅱ）の検査 外因系凝固因子や共通系凝固因子の低下により延長する
APTT	内因系凝固機序の検査 内因系凝固因子や共通系凝固因子の低下により延長する
ACT	全血に活性化薬を加えて，フィブリンが形成されるまでの時間
Dダイマー	線溶系の指標 血栓症やDICの診断に用いる

▶モニタリングに用いる凝固線溶系マーカー

- ヘパリン治療：APTT，ACT
- ワルファリン治療：PT-INR
- 低分子ヘパリン，DOAC，抗血小板薬による治療：未確立

セットに用いる検査項目を理解する
心エコー図検査

泉　知里（国立循環器病研究センター心臓血管内科心不全科）

検査のポイント
- 非侵襲的で繰り返し施行可能であること，断層像による形態評価とドプラ法による血流・血行動態の評価が同時に可能であることが心エコー図検査の強みである。
- 心不全診療において，最初に行うべき検査であり，さらに病状の変化や治療による効果など，経時的変化を評価する。
- 心不全診療における心エコー図検査の役割として，（1）心不全であることの診断（心内圧上昇・心拍出量低下の診断），（2）心機能・心不全の原疾患の診断，（3）心不全の予後推定が挙げられる。

異常所見が出るメカニズムとその臨床的意義

心不全の診断と異常所見

- 心不全の診断には，心内圧上昇や心拍出量低下などの血行動態を評価する必要がある。ドプラ所見などで診断する[1]。
- 肺動脈圧上昇の推定は，ベルヌーイの式を用いて，三尖弁逆流血流速度，肺動脈弁逆流血流速度などから推定することが可能である（図1）。
- 左房圧や左室拡張期圧上昇の推定には，左室流入血流速波形（E/AやE波の減速時間）[2]（図2），僧帽弁輪速度を用いた指標（E/e'）[3]，肺静脈血流速波形などが用いられる（表1）。
- これらの指標は，左室と左房の圧較差，左室の拡張能，左房圧上昇による肺静脈からの還流障害などの結果を反映した指標である。
- 右房圧の推定は，主に下大静脈（IVC）径とその呼吸性変動の有無から評価されるが，IVC径による右房圧推定に関する問題点も指摘されている[4]。
- 一回心拍出量は，左室流出路血流波形と左室流出路径から算出する。計測部位や検者間の計測誤差，左室流出路を円形として計算することによる誤差などの限界もあるが，同一患者の経過をみるうえでは有用である。
- 心不全は，駆出率によってHFrEF，HFmrEFとHFpEFに大きく分けて考えられる。心機能評価で最もよく使われる指標は駆出率である。
- 経過を追うという観点からは，簡便で，検者間・検者内計測変動の比較的少ない指標を用いるのがよい。駆出率，左室径，左房サイズなどが基本的な指標として用いられることが多い。
- 心エコー図検査は時間分解能に非常に優れており（2D断層像であれば，フレームレートは50～80/秒），時相評価が可能である。
- 右室機能不全の合併の有無により，治療方針や治療効果が異なるため，左心不全であっても，必ず右室機能を評価しておくことが重要である。

急性心不全における心エコー図検査の実際

- 呼吸苦などの症状を訴える患者が，心不全であるのかどうかの診断には，心内圧上昇や心拍

図1 肺動脈圧推定のドプラ指標

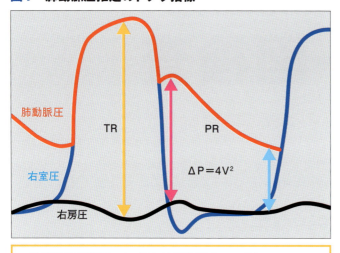

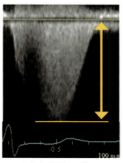

三尖弁逆流シグナル

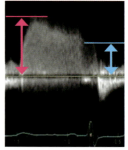

肺動脈弁逆流シグナル

肺動脈収縮期圧＝4×（TR 最高流速）^{2}＋RA 圧

肺動脈拡張末期圧＝4×（PR 拡張末期流速）^{2}＋RA 圧

肺動脈平均圧＝4×（PR 拡張早期流速）^{2}＋RA 圧

図2 左室流入血流速度波形と心内圧の関係

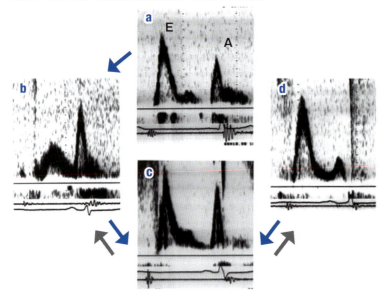

a：正常型　**b**：弛緩障害型
c：偽正常型　**d**：拘束型
拡張能が低下している症例が心不全を発症し，左房圧が上昇してくると，弛緩障害型（E/A＜0.75，E 波減速時間＞220msec）から偽正常化型，さらに拘束型（E/A＞2.0，E 波減速時間＜150msec）へと変化する（→）。心不全の治療を行い左房圧が低下すると，拘束型から偽正常化型，弛緩障害型へと変化する（→）。

表1 左房圧，左室拡張期圧上昇を示すドプラ指標

左室流入血流速度波形	E/A＞2
	E 波 DT＜150msec
	バルサルバ負荷による E/A 変化率＞0.5
組織ドプラ	中隔側 E/e'＞15　　側壁側 E/e'＞12　　平均 E/e'＞13
肺静脈	S/D＜1
	肺静脈 A 波持続時間－左室流入血流速度 A 波持続時間＞30msec

出量低下などの血行動態を評価する必要があり，必ず心不全急性期のデータをとる。
- ドプラ法を用いて，三尖弁逆流血流速度，肺動脈弁逆流血流速度，左室流入血流速波形，僧帽弁輪速度，肺静脈血流速波形，左室流出路血流速度などを計測し，血行動態の評価を行う。
- これらの血行動態の指標と，駆出率などのおおまかな心機能の評価が，利尿薬や血管拡張薬のみでよいのか，カテコラミンを要するのかの判断の一助となる。
- 利尿薬などの治療により，刻々と血行動態は変化するため，心エコー図検査で経過を追う。駆出率などの心機能の改善に先立って，ドプラ指標が改善する（図2）。
- 心不全の原因となる心疾患はさまざまで，原疾患によっては，治療法が異なる場合もあるため，急性心不全の治療と同時進行で，原疾患の診断も進めていく必要がある。
- 壁運動低下の部位や壁の厚さ，弁などを観察することにより，原疾患として虚血性心疾患が疑われるのか，非虚血性心筋症なのか，弁膜症が原因の心不全なのかなど，原疾患の診断も心エコー図検査の重要な役割といえる。

慢性心不全における心エコー図検査の実際

- 簡便で，検者間・検者内計測変動の比較的少ない，駆出率，左室径，左房サイズなどを用いて，経時的な心機能評価を行う。
- 外来で，症状に変化のない時点から，ドプラ指標における心内圧上昇がみられることがある。この時点で内服薬の調整などを行うことにより，心不全入院を予防することができる可能性があり，慢性心不全のフォローにもドプラ所見は重要である。
- 心不全治療後の心エコー図指標が，その後の予後予測に有用であるという報告がなされている。心不全治療後の退院時にかならずその後の基礎データとしての心エコー図検査を行う。
- 近年，右室機能が心不全患者の予後に大きく関与していることが，複数報告されている。左心不全であっても，必ず右室機能を評価しておくことが重要である。

Tips & Pitfalls

心エコー図検査の限界

- 心エコー図検査の最大の欠点は，検者や被検者により画像の質が異なるという点である。計測の精度管理は大きな課題である。
- 定性評価では，その評価に主観が入るため，可能な限り定量化が望まれるが，2D画像からの定量化では，定量化に際し何らかの解剖学的な仮定のもとに成り立っていることを認識する必要がある。
- 画像不良例では定量化の精度は非常に低い。
- ある所見が陰性である場合，その部分の画像が評価できたうえで陰性なのか，それとも評価自体できていないのかについて，依頼医にわかるように報告するべきである。
- 3D心エコー図検査により，理論的にはより正確な定量化が可能となると思われるが，2D心エコー図に比べ，低フレームレートや画像不良例が多くなるなどの問題点も多い。

CHECK!

心エコー図検査のポイント

▶急性心不全

- 救急外来や救急病棟など，急性期にドプラ法を用いて必ず血行動態の評価を行う。
- 急性心不全の状態で，すべての指標を計測することは難しく，状況に応じて計測項目を選択する。
- 治療により刻々と変化する血行動態を見逃さないように，急性期はこまめに心エコー図検査にてフォローを行う。

▶慢性心不全

- 症状に変化がなくても，経時的な心機能評価を行う。その際には，簡便で，検者間・検者内計測変動の比較的少ない指標が有用である
- 症状の変化，断層像での変化（駆出率や心腔サイズ）がなくても，必ずドプラ所見をフォローし，早期に心不全悪化を検出する。

文献
1）Naguch SF, et al : J Am Soc Echocardiogr 29 : 277-314, 2016.
2）Giannuzzi P, et al : J Am Coll Cardiol 23 : 1630-1637, 1994.
3）Nagueh SF, et al : J Am Coll Cardiol 30 : 1527-1533, 1997.
4）Beigel R, et al : J Am Soc Echocardiogr 26 : 1033, 2013.

セットに用いる検査項目を理解する
心臓 MRI

中森史朗（三重大学大学院医学系研究科循環器・腎臓内科学）

検査のポイント

- 心臓MRIは，シネMRIによる両心機能・形態の診断，black blood T2強調画像による心筋浮腫，遅延造影MRIによる梗塞，線維化の診断など，機能診断や組織性状評価に優れている。
- 近年臨床応用が進んでいるT1，T2マッピングにより，びまん性心筋線維化，浮腫も診断可能である。
- 複数の撮像法を組み合わせることで，非侵襲的に，より正確な心筋症診断することが可能となり，重症度の把握，治療方針決定や治療効果判定，さらに予後予測にも有用である。

異常所見が出るメカニズムとその臨床的意義

- MRI検査では，白く描出される高信号と黒く描出される低信号から画像を読み解く（**表1**）。
- 心臓MRIは，シネMRIによる両心室形態，機能の診断，遅延造影MRIによる局所的線維化，T1マッピングによるびまん性線維化の診断など，より客観的かつ非侵襲的に，形態機能診断や組織性状評価ができる面で優れる。
- 腎機能障害を伴う心不全例でも，非造影T1マッピングにより，心筋組織性状評価が可能である。ガドリニウム造影剤の長期間にわたる残留報告もあり，造影剤の頻回使用は慎重に判断する。
- 心筋疾患での心臓MRIの基本は，①シネMRI，② black blood T2強調画像MRI，③遅延造影MRIである。

①シネMRI
- 心機能や心形態を評価する撮像法である。
- 心臓の動きを動画で撮像でき，心内腔容積や左室駆出率も計測できる。
- 心エコー図と比較して，体型や肺疾患などの影響を受けにくく，客観性があり，精度の高い指標が得られる。
- 撮像断面は任意に設定可能であり，通常，左室長軸および短軸像，四腔像が用いられる。閉塞性肥大型心筋症では，左室流出路を通る長軸像も撮像する（**図1**）。
- 他のモダリティに比べ，心尖部を明瞭に描出できる。
- 左室機能だけでなく，右室機能を正確に計測できる。
- 右心機能評価では，左室短軸像に加えて，体軸横断，斜位体軸横断，斜位矢状断像を用いることで，三尖弁，肺動脈弁右室流入路，流出路の評価が可能となる。
- feature tracking法を併用することで，心エコー図のスペックルトラッキング同様，心筋ストレインを簡便・客観的に評価できる（**図1**）。

表1　MRIにおける描出

	脂肪	水分	出血	血栓	
				急性	陳旧性
T1 強調	H	L	H	H	L
T2 強調	H	H	L	H	L

H：高信号，L：低信号

図1　シネMRIとパラメトリックマッピング

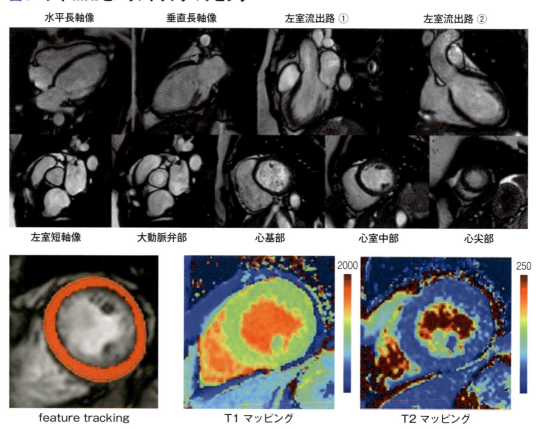

② black blood T2強調MRI

- 組織の浮腫を診断する方法である。
- 急性心筋梗塞や心筋炎，たこつぼ型心筋症，活動期心サルコイドーシスでは，心筋に高信号を認める。
- 血液はT2緩和時間が長く，高信号を示すため，心筋壁内側と心内腔との境界を明瞭化する目的で，心腔内の血液信号を抑制するblack blood法が用いられる。

③ 遅延造影MRI

- 心筋梗塞による心筋壊死や心筋症の線維化病変を高信号に描出する撮影法である。
- 遅延造影像は，心筋細胞膜の障害により，本来細胞外にしか分布しない造影剤が細胞内にまで分布し，そのwash outが正常心筋より遅延することで描出される。
- 造影剤投与後10〜15分後にインバージョンリカバリ法を用いた撮影を行い，梗塞・線維化領

域を白く，正常心筋を黒く描出する。

心不全における心臓 MRI 検査の実際

- 虚血性心疾患合併症例や冠動脈血流予備能を評価したい場合には，負荷パーフュージョン MRI や冠動脈 MRA を追加する。

①拡張型心筋症（DCM）と虚血性心筋症
- 虚血性心筋症では，全例に内膜下または貫壁性の遅延造影像を認めるのに対して，DCM の約60％では遅延造影像を認めない。一方，DCM の約30％に，左室心筋中層の斑状ないし縦の分布の遅延造影像（mid-wall fibrosis）を認める。このため，遅延造影 MRI により，非侵襲的に両者を鑑別しうる[1]。
- 遅延造影 MRI における mid-wall fibrosis の存在は，左室リバースリモデリングや予後予測に有用である[2]。

②肥大型心筋症（HCM）
- シネ MRI にて，心エコー図では描出が難しい右室所見や心尖部病変を描出できる。
- 位相コントラストシネ MRI を用いてジェットの血流速度計測を行い，左室流出路の狭窄度を定量評価する。
- HCM 患者の約6～8割に遅延造影像を認める。これらの遅延造影像は，心室中隔と右室自由壁の接合部や，肥厚した心筋中層に認められることが多い[3]。
- 遅延造影像の有無は心室頻拍の発生と関連し，予後評価やリスク層別化に有用との報告もある[4]。
- 拡張相肥大型心筋症は，左室形態からは拡張型心筋症との鑑別が困難な場合がある。前者では，遅延造影 MRI にて左室前壁や中隔の心筋線維化が目立ち，鑑別診断に有用である。

③心臓アミロイドーシス
- シネ MRI で，心筋重量増加，心筋・心房中隔の肥厚，拡張機能不全を認める。
- 遅延造影 MRI では，左室・右室の心筋内膜側に広範な遅延造影を示す。心房壁や心房中隔にも遅延造影を認めることがある。
- 非造影 T1値が高値を示すため，T1マッピングが特に有用である[5]。

④心臓サルコイドーシス
- black blood T2強調画像により，サルコイドによる炎症機序を背景とした心筋浮腫が描出可能であるが，^{18}F-FDG PET に比べて精度が低い。両者の併用により，病理組織診断率の向上が期待される。
- 遅延造影所見がないからといって，本疾患を除外できない。また，多彩な遅延造影所見を示すため，他の心筋疾患との鑑別には注意が必要である。

⑤心ファブリー病
- 左室肥大パターンの多くは対称性であるが，HCM 様の非対称性心室中隔肥厚所見を1～4％に認める。
- 造影前 T1値の低下を特徴とする。
- 遅延造影 MRI では，本疾患の約50％に心基部下側壁の中層から外膜側に遅延造影を認め，HCM との鑑別診断に有用である。

⑥ 左室緻密化障害

- 形態学的には，左室内面に網目状の肉柱形成とその間の深い間隙を認め，その心外膜側に，緻密化障害層より薄い緻密化層を認める．形態評価において，心臓 MRI は心エコー図と比較して，高い感度と特異度をもつ．
- 遅延造影像の存在は，疾患重症度と相関するとの報告がある．

Tips & Pitfalls

心機能が低下している患者

- 血流の停滞した心腔内血液が高信号を示し，心内膜下側の心筋浮腫との区別が難しい場合がある．このような場合，シネ MRI 画像と T2 強調 MRI 画像を並べて表示することで，心内膜縁を同定し，心筋浮腫の有無を判断することが重要である（図2）．

遅延造影 MRI の評価

- 遅延造影像は，必ず直行する2方向断面撮像で確認し，アーチファクトと鑑別する（図3）．

図2　たこつぼ心筋症の T2 強調 MRI

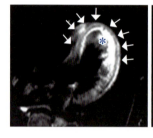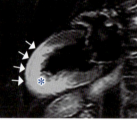

black blood T2 強調 MRI．低心機能患者では，血流の停滞した心腔内血液が高信号（＊）を示すことがある．心内膜縁の位置を正確に把握して，心筋浮腫の有無を判断することが重要である．

図3　拡張型心筋症の遅延造影 MRI

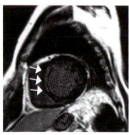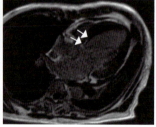

遅延造影 MRI．左室短軸および水平断面の遅延造影像で，心室中隔の中層に線維化（→）を認めた．

T1マッピング

- T1値は装置や機種によって異なり，高心拍の場合は心拍補正が必要である．
- 一般的に，心筋線維化，心筋浮腫，アミロイド沈着があると非造影 T1 値は延長し，脂肪，鉄沈着や出血により短縮する．
- 心筋組織に心筋線維化と脂肪変性が併存すれば，正常値を示すこともある．

CHECK!

心臓MRI検査のポイント

▶ 撮像法と特徴

- シネMRI：心臓の動きを任意の撮像断面で評価できる。心室容積，左室駆出率などの心機能評価可能。
- black blood T2強調MRI：組織の浮腫を評価する。black blood法を用いて，血流信号を抑制し，心筋壁内側と心内腔との境界を明瞭化する。
- 遅延造影MRI：心筋壊死や線維化病変を高信号に描出する。心筋細胞膜の障害により細胞内に造影剤が分布し，wash out低下による遅延造影像を示す。

▶ 心臓原疾患と特徴的な所見

	シネMRI	遅延造影MRI	その他の特徴
拡張型心筋症	・びまん性壁運動低下 ・菲薄化	心筋中層の遅延造影像（30%）	
虚血性心筋症	拡張型心筋症様（鑑別が重要）	心内膜下/貫壁性の遅延造影像	
肥大型心筋症	・非対称性中隔肥厚 ・僧帽弁収縮期前方運動（SAM） ・左室流出路狭窄の評価	・中隔と右室自由壁の接合部，心筋肥厚部に遅延造影像（60〜80%） ・斑状陰影	
心臓アミロイドーシス	・著明な心筋肥厚 ・拡張機能障害	びまん性内膜下遅延造影像	高い非造影T1値
心臓サルコイドーシス	拡張型心筋症様（鑑別が重要）	・多彩な遅延造影像 ・遅延造影像を認めないこともある	black blood T2強調画像にて炎症性心筋浮腫像の描出
心ファブリー病	対称性左室肥大	心基部下側壁の遅延造影像（50%）	造影前T1値の低下
左室緻密化障害	・びまん性壁運動低下 ・左室内面に網目状の肉柱形成とその間の深い間隙	遅延造影像（10%）	

文献
1）McCrohon JA, et al：Circulation 108：54-59, 2003.
2）Assomull RG, et al：J Am Coll Cardiol 48：1977-1985, 2006.
3）Moon JC, et al：J Am Coll Cardiol 43：2260-2264, 2004.
4）O'Hanlon R, et al：J Am Coll Cardiol 56：867-874, 2010.
5）Fontana M, et al：JACC Cardiovasc Imaging 7：157-165, 2014.

セットに用いる検査項目を理解する
心筋シンチグラフィ/PET

田原宣広（久留米大学医学部内科学講座心臓・血管内科部門／久留米大学病院循環器病センター）

検査のポイント

- 心不全の基礎心疾患の鑑別と重症度を評価し，その経時的変化を評価するために，心エコー図，マルチスライスCT，MRI，心臓核医学検査などの画像診断法が用いられる。
- 心臓核医学検査はさまざまな標準化や定量解析方法が確立されており，虚血あるいは非虚血性心不全の診断，病態，重症度評価，治療方針の決定，治療効果の判定，予後予測など，臨床的に有用な情報が得られる。
- 核種および撮影法により検出可能な所見が異なる。目的に合わせた検査法を選択する。

異常所見が出るメカニズムとその臨床的意義

①心筋虚血と心筋生存性

- 冠動脈疾患の生命予後を推定するうえで重要なものは，冠動脈の狭窄度よりも心筋虚血の程度や範囲，あるいは心筋生存性である。これらの病態が心不全に寄与しているかを評価することが適切な治療につながる。
- 心筋虚血に陥り，機能が低下した領域に心筋生存性が存在することが確認された場合，血行再建術により壁運動や左室機能が回復し，生命予後の改善が期待される。
- 心筋生存性が存在せず，梗塞とリモデリングが心機能障害に寄与していれば，心臓再同期療法，左室形成術，心臓移植などの治療法が検討される。

②心筋シンチグラフィの種類と意義

- 冠動脈狭窄領域における冠血流は，正常心筋領域と異なり，運動・薬剤負荷により十分に増加せず，負荷時における^{201}タリウム（Tl）の心筋摂取は正常心筋領域と虚血心筋領域の間に差を生じる（図1a）。また，虚血心筋領域において^{201}Tlの洗い出しが低下し，安静時では正常領域と虚血領域における心筋内^{201}Tl濃度差が消失する（図1b）。この負荷時と安静時の心筋内^{201}Tl濃度差が心筋虚血の存在を意味する。
- ^{99m}テクネチウム（Tc）製剤は半減期が短く，投与量を増やすことができ，^{201}Tlよりも高画質である。しかしながら，心筋における再分布現象はほとんどなく，負荷時と安静時で2回の投与が必要である（図1b）。
- ^{123}I-β methyliodophenyl pentadecanoic acid（BMIPP）の心筋取り込みは，細胞内ATP濃度，ミトコンドリア機能，中性脂肪含有量と関連し，心筋の脂肪酸代謝を反映した情報であり，心筋のBMIPP取り込み低下は傷害心筋を表現する。
- ノルアドレナリンのアナログであるメタヨードベンジルグアニジン（MIBG）は，心臓交感神経活性を直接的に表現することが可能なトレーサーであり，さまざまな心疾患に対して応用されている。
- ^{99m}Tc標識ピロリン酸シンチグラフィでは，トランスサイレチン関連アミロイドーシスにお

図1 心筋血流製剤の心筋動態変化

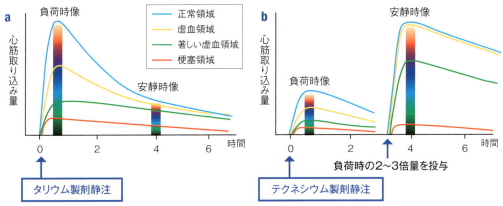

^{201}タリウム（**a**）と^{99m}テクネシウム標識心筋血流製剤（**b**）の心筋動態変化

図2 cardioREPO® を用いた解析

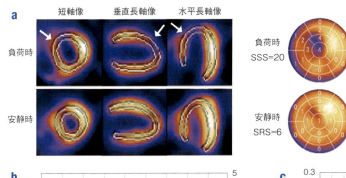

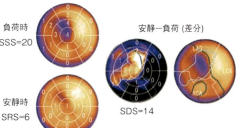

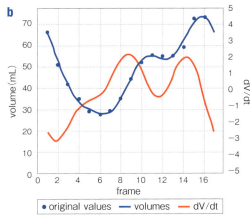

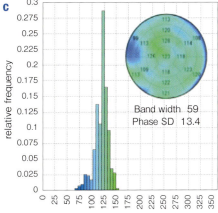

	値	参考値
EF (%)	62	60-84
EDV (mL)	74	65-137
ESV (mL)	28	16-40
PFR (EDV/s)	2.24	1.7-4.2
PFR(2) (EDV/s)	2.06	N/A
1/3 MFR (EDV/s)	1.49	0.9-2.8
TTPFR (ms)	150	72-236
TTPFR/R-R	0.15	0.10-0.24

精度の高い心筋血流 SPECT 解析，血流スコアリング（**a**），時間容積曲線と収縮能・拡張能指標評価（**b**），左室壁運動の位相解析（**c**）が可能である。

SSS：summed stress score，負荷時の欠損スコア（負荷時の虚血や血流低下を反映）

SRS：summed rest score，安静時の欠損スコア（心筋梗塞や線維化の量に相当）

SDS：summed difference score，SSS と SRS の差（負荷により誘発される虚血に相当）

いて心臓に集積を認めるが，集積機序については不明な点が多い．
- ブドウ糖誘導体である^{18}F 標識フルオロデオキシグルコース（FDG）を用いた陽電子放射断層撮影（PET）は生体内のブドウ糖代謝を可視化・定量化することができる．

心不全における心筋シンチグラフィ/PET 検査の実際

- 心不全の原因となる基礎心疾患の鑑別や心不全の重症度評価に有用である．
- 侵襲性が低く，繰り返し評価可能なため，経時的な病態変化を可視化し，評価できる．
- 検査の意義を明確にし，目的に応じた検査法を選択する．

①心筋血流シンチグラフィ
- 心筋血流シンチグラフィにおける心筋虚血の診断精度は，感度 80～90％，特異度 70～95％ である．
- 心電図同期単一光子放射断層撮影（SPECT）の情報から左室の時相ごとの画像を作成し，3D ボリュームデータから左室容積曲線，拡張末期容積，収縮末期容積，駆出率などの心機能評価が可能である．また，左室内非同期性を定量的に評価することもできる．

②脂肪酸代謝イメージング
- 心筋梗塞のみならず，労作性狭心症や冠攣縮性狭心症においても BMIPP 集積の異常所見が認められ，心筋虚血の早期診断やメモリーイメージが可能である．
- 運動や薬物による負荷試験を施行することが困難な高齢者，整形外科疾患，急性冠症候群症例では，脂肪酸代謝イメージングが有用な情報を提供しうる．
- 拡張型心筋症（DCM）では，心筋の血流分布と脂肪酸代謝分布の乖離を示さないケースが多い．一方，虚血性心筋症では乖離を認めるケースが多い．このような乖離は，心筋バイアビリティを示す所見とされ，虚血性心筋症と DCM の鑑別に有用である．

③心臓交感神経イメージング
- 心不全では，基礎心疾患にかかわらず，左室機能の低下や交感神経活性の亢進に一致してMIBG の洗い出し率が上昇し，心筋/縦隔比が低下するため，重症度評価に用いられる．
- 心不全の予後予測，DCM におけるβ遮断薬に対する忍容性や効果の予測，薬物治療の効果判定に有用である．
- ファブリー病では，左室拡張障害と MIBG の心筋/縦隔比低下との関連，MRI で評価した心筋線維化と MIBG 集積低下との関連が報告されている[1]．

④^{99m}Tc 標識ピロリン酸シンチグラフィ
- トランスサイレチン関連アミロイドーシスでは，心臓に一致した^{99m}Tc 標識ピロリン酸の集積を認める[2]．
- 心アミロイドーシスでも心筋梗塞を発症する可能性があり，心筋血流シンチグラフィと併せて評価することが推奨される．

⑤^{18}F-FDG PET 検査
（1）心筋のブドウ糖代謝イメージング
- ブドウ糖負荷^{18}F-FDG PET 検査は，高い診断精度で心筋生存性を評価することが可能であり[3]，2002年から虚血性心不全の心筋生存性評価に対して保険診療が採用されている．
- ブドウ糖負荷^{18}F-FDG PET における心筋ブドウ糖代謝の残存は，心筋生存性を有すること

の証明であり，積極的な血行再建術が勧められる。

(2) 心臓サルコイドーシスにおける炎症活動性の評価
- ^{18}F-FDG PET 検査では，炎症病変も検出できる。心臓サルコイドーシスにおける炎症部位の診断が必要とされる症例，ならびに全身性サルコイドーシスにおける心臓病変が疑われる症例に対する ^{18}F-FDG PET 検査が保険収載されている。
- ガリウムシンチグラフィにて心臓に集積を示さない例でも，^{18}F-FDG PET にて心臓に異常集積を認める例が存在する[4]。
- 心筋の生理的 ^{18}F-FDG 集積を最大限に抑制するためには，長時間の絶食や炭水化物摂取制限が必要である。
- サルコイドーシスでは，心病変の ^{18}F-FDG 集積程度は強く，心臓における ^{18}F-FDG 集積が不均一な例ほど，心臓への波及頻度が高率である[4]。

心筋シンチグラフィ/PET 検査のトピックス

① 心筋血流解析ソフトウェア cardioREPO® (図2)
(1) 人工ニューラルネットワークを用いた異常領域判定
(2) 再現性がよく，精度の高い心電図同期心筋血流 SPECT 解析
(3) 心筋血流 SPECT 標準データベースによる血流スコアリング自動算出
(4) 左室壁運動の位相解析
が可能である。

② 心筋血流 SPECT による心筋血流異常の重症度と心機能の測定
- 心不全の新規発症リスクも評価できることが明らかにされ，予防的治療の介入にも重要な情報を提供してくれることが期待される[5]。

Tips & Pitfalls

- 心室内腔が狭いケースでは心筋血流シンチグラフィの診断精度が低下する。
- ^{201}Tl 心筋血流イメージングでは，3〜4時間後の遅延像にて再分布現象が不十分であるケースが約半数存在する。さらに時間をおいた撮像により，再分布現象が明瞭化する。
- 冠動脈に有意狭窄を認めない完全左脚ブロック例において，心室中隔周囲に血流低下所見を認めることがあるが，完全左脚ブロック例でも SPECT の血流低下所見は予後予測の指標になる。

文献
1) Yamamoto S, et al: Circ J 80 : 2550-2251, 2016.
2) Bokhari S, et al: Circ Cardiovasc Imaging 6 : 195-201, 2013.
3) Schinkel AF, et al : Curr Probl Cardiol 32 : 375-410, 2007.
4) Tahara N, et al: JACC Cardiovasc Imaging 3: 1219-1228, 2010.
5) Nakata T, et al: JACC Cardiovasc Imaging 2: 1393-1400, 2009.

CHECK!

心筋シンチグラフィ/PET 検査のポイント

▶ 心筋シンチグラフィ

- 心筋特異性の高いさまざまな核種を用いることで，心筋虚血，心筋生存性，心機能，心筋代謝，交感神経機能などを可視化できる。
- 侵襲性が低く，診断精度も高いため，反復して行うことで，経時的な病態変化を可視化し，評価できる
- 目的に応じた検査法を選択する必要がある。

核種	^{201}Tl	^{99m}Tc-MIBI ^{99m}Tc-tetrofosmin	^{123}I-BMIPP	^{123}I-MIBG	^{99m}Tc-PYP
検査の種類	心筋血流シンチグラフィ	心筋血流シンチグラフィ	脂肪酸代謝イメージング	心臓交感神経イメージング	
検査目的	・心筋虚血の評価 ・心筋生存性の評価	・心筋虚血の評価 ・心筋生存性の評価 ・左室駆出率の測定（心電図同期 gated SPECT）	・心筋代謝の評価 ・虚血のメモリーイメージ	心臓交感神経機能の評価	・壊死部位の同定 ・梗塞範囲の同定 ・トランスサイレチン型心アミロイドーシスの検出
適応	・虚血性心疾患 ・心筋症	・虚血性心疾患 ・心筋症	・虚血性心疾患 ・心筋症	・虚血性心疾患 ・心不全 ・たこつぼ心筋症 ・褐色細胞腫	・心筋梗塞 ・心筋症
集積の機序	細胞膜 Na-K ポンプによる能動輸送	拡散により，心筋細胞に集積	細胞質内への取り込み後，脂質プールおよびミトコンドリア内へ移行	uptake1 による心臓交感神経終末貯蔵顆粒への取り込み	壊死心筋内に形成されたハイドロキシアパタイトにピロリン酸が結合
異常所見	・再分布あり：虚血心筋 ・再分布なし：梗塞心筋 ・逆再分布：再灌流後障害	・再集積あり：虚血心筋 ・再集積なし：梗塞心筋 ※ ^{201}Tl より高画質	脂肪酸代謝異常で集積↓	心臓交感神経機能の障害で集積↓	壊死心筋で陽性描出

▶ ^{18}F-FDG PET 検査

- ^{18}F-FDG PET 検査では，虚血性心不全における心筋生存性評価や心臓サルコイドーシスにおける炎症活動性の評価が可能である。
- 心筋の生理的 ^{18}F-FDG 集積を抑制するためには，長時間の絶食や炭水化物摂取制限が必要である。
- ガリウムシンチグラフィ陰性例でも，^{18}F-FDG PET にて陽性を示すケースがある。

索 引

あ

アミロイド沈着の証明	94
一回心拍出量	12, 151
遺伝子検査	100, 111
遺伝子診断	46, 51, 65
ウイルスゲノム検査	85
ウイルス抗体価検査	85
ウイルス性心膜炎	70
右室圧	12
右室機能	25, 151
右室機能不全の合併	151
右室の拡大	25
右心カテーテル	30
──検査	65
右心不全	12
うっ血がない洞調律患者	32
うっ血性肝障害	136
うっ血性心不全	76
右房圧	12
──の推定	151
栄養評価	17, 19, 23

か

核医学検査	30, 38, 45, 51
拡張型心筋症	5, 37, 43, 157
──様心臓	47, 49
拡張相肥大型心筋症	115, 157
家系調査	101
家族歴	49, 100, 111, 115
下大静脈径	16, 25, 151
──の拡大	12, 104
活性化全血凝固時間(ACT)	146
活性化部分トロンボプラスチン時間(APTT)	146
ガドリニウム遅延造影(LGE)像	45, 51, 94
カルペリチド	143
冠動脈造影	84
肝機能検査	139
肝機能指標	137
肝酵素	136
感染症	18
肝不全	30
癌性心膜炎	71
偽性重症大動脈弁狭窄症	58
急性冠症候群	11
急性心腎症候群(CRS 1型)	131
急性心不全	8, 17
急性心不全経過中	16
急性心不全退院時	21
急性心不全入院時	9
急性心膜炎	70
虚血性肝障害	136, 137
虚血性心筋症	157
虚血性心疾患	30
胸水	16, 22, 28, 74, 79
胸部CT	10
凝固マーカー	146
凝固線溶系マーカー検査	150
緊急心臓カテーテル検査	11
筋強直性ジストロフィー(MyD)	110
筋ジストロフィー	110, 113
駆出率	4, 55, 151
クリニカルシナリオ分類	10
グルタールアルデヒド固定	118
経胸壁心エコー図検査(TTE)	55
経食道心エコー図検査(TEE)	57
経皮的心肺補助装置(PCPS)	82
血液ガス分析	64
血液希釈	17
血液濃縮	17
結核性心膜炎	70
血行動態の評価	12
血沈	107
抗核抗体	107
高感度トロポニンT	94, 129
抗血小板薬	148
膠原病	104, 108
──のスクリーニング検査	105
──の疾患特異抗体	105
──の心病変	104
高心拍出性心不全	12
後方不全	31
呼吸機能検査	64
呼吸鎖酵素活性	117, 118
呼吸性変動	12, 151

混合静脈血酸素飽和度（SvO_2）・・・・・・・・ 45
コントロールデータ ・・・・・・・・・・・・・・・・・・・・ 4

さ

サイアザイド系利尿薬 ・・・・・・・・・・・・・ 142，143
細菌性心膜炎 ・・・・・・・・・・・・・・・・・・・・・・・・・ 71
左室拡張期圧上昇の推定 ・・・・・・・・・・・・・・・・ 151
左室駆出率 ・・・・・・・・・・・・・・・・・・・・・・・・・・ 25
左室収縮能 ・・・・・・・・・・・・・・・・・・・・・・・・・・ 37
左室緻密化障害 ・・・・・・・・・・・・・・・・・・・・・・ 158
左室の前方不全 ・・・・・・・・・・・・・・・・・・・・・・ 31
左室肥大 ・・・・・・・・・・・・・・・・・・・・・・・・・・・・ 55
左室リバースリモデリング ・・・・・・・・・・・・・・ 44
左室リモデリング ・・・・・・・・・・・・・・・・ 24，129
左房圧の推定 ・・・・・・・・・・・・・・・・・・・ 12，151
サルコペニア ・・・・・・・・・・・・・・・・・・・・・・・・ 23
サロゲートマーカ ・・・・・・・・・・・・・・・・・・・・・ 4
三尖弁逆流 ・・・・・・・・・・・・・・・・・・・・・・・・・・ 16
三尖弁逆流速度 ・・・・・・・・・・・・・・・・・・・・・・ 12
時間軸 ・・・・・・・・・・・・・・・・・・・・・・・・・・・・・・ 2
自己抗体検査 ・・・・・・・・・・・・・・・・・・・・・・・・ 85
脂肪酸代謝イメージング ・・・・・・・・・・・・・・ 162
シネ MRI ・・・・・・・・・・・・・・・・・・・・・・・・・・ 155
収縮期血圧 ・・・・・・・・・・・・・・・・・・・・・・・・・・ 32
収縮性心膜炎 ・・・・・・・・・・・・・・・・・・・・・・・・ 71
腎うっ血 ・・・・・・・・・・・・・・・・・・・・・・・・・・・ 132
心エコー図検査 ・・・・・・・・・・・・・・・・・ 151，154
心エコー図指標 ・・・・・・・・・・・・・・・・・・・・・・ 39
心拡大 ・・・・・・・・・・・・・・・・・・・・・・・・・・・・・ 28
心機能 ・・・・・・・・・・・・・・・・・・・・・・・・・・・・・ 27
腎機能検査 ・・・・・・・・・・・・・・・・・・・・ 131，135
心筋炎 ・・・・・・・・・・・・・・・・・・・・・ 12，82，86
心筋血流 SPECT ・・・・・・・・・・・・・・・・・・・・ 162
心筋血流シンチグラフィ ・・・・・・・・・・・・・・ 162
心筋症に伴う心不全 ・・・・・・・・・・・・・・・・・・ 30
心筋シンチグラフィ ・・・・・・・・・・・・・・・・・ 160
心筋生検 ・・・・・・・・・・・・・・・・・・・ 45，46，51
心筋組織生検 ・・・・・・・・・・・・・・・・・・・ 84，85
心筋トロポニン ・・・・・・・・・・・・・・・・・・・・・ 127
心筋トロポニン I ・・・・・・・・・・・・・・・・・・・・ 83
心筋トロポニン T ・・・・・・・・・・・・・・・・・・・・ 83
滲出液 ・・・・・・・・・・・・・・・・・・・・・・・・・・・・・ 76
心腎症候群 ・・・・・・・・・・・・・・・・・・・・ 17，131
心臓アミロイドーシス ・・・・・・・・ 4，94，97，157
心臓カテーテル検査 ・・・・・・・・・・・・・・ 30，45
心臓交感神経イメージング ・・・・・・・・・・・・ 162
心臓サルコイドーシス ・・・・・・・・・・・・ 92，157
心臓 CT ・・・・・・・・・・・・・・・・・・・・・・・ 30，38
心臓 MRI 検査 ・・・・・・・・・・・・・・・・・ 157，159
身体機能 ・・・・・・・・・・・・・・・・・・・・・・・・・・・ 23
心タンポナーデ ・・・・・・・・・・・・・・・・・・・・・・ 69
腎低灌流 ・・・・・・・・・・・・・・・・・・・・・・・・・・・ 132
心内圧上昇所見 ・・・・・・・・・・・・・・・・・・・・・・ 25
真の重症大動脈弁狭窄症 ・・・・・・・・・・・・・・・ 58
心肺運動負荷試験 ・・・・・・・・・・・・・ 30，37，45
心拍出量 ・・・・・・・・・・・・・・・・・・・・・・・・・・・ 12
心不全の予後リスクの予測 ・・・・・・・・・・・・・ 25
心不全再入院の予防 ・・・・・・・・・・・・・・・・・・ 25
腎不全 ・・・・・・・・・・・・・・・・・・・・・・・・・・・・・ 30
心膜液 ・・・・・・・・・・・・・・・・・・・・・・・・・ 71，73
心膜穿刺の適応 ・・・・・・・・・・・・・・・・・・・・・・ 69
睡眠呼吸障害 ・・・・・・・・・・・・・・・・・・・・・・・・ 23
せん妄 ・・・・・・・・・・・・・・・・・・・・・・・・・・・・・ 18
線溶マーカー ・・・・・・・・・・・・・・・・・・・・・・・ 146
僧帽弁閉鎖不全症（MR） ・・・・・・・・・・・・・・ 54

た

体重増加 ・・・・・・・・・・・・・・・・・・・ 9，24，36
大動脈内バルーンパンピング（IABP） ・・・・・・ 82
大動脈閉鎖不全症（AR） ・・・・・・・・・・・・・・・ 55
大動脈弁狭窄症（AS） ・・・・・・・・・・・・・・・・ 54
　――に伴う心不全 ・・・・・・・・・・・・・・・・・ 30
大動脈弁口面積（AVA） ・・・・・・・・・・・・・・・ 55
遅延造影 MRI ・・・・・・・・・・・・・・・・・・・・・・ 156
蓄積物質の測定 ・・・・・・・・・・・・・・・・・・・・・ 100
聴診 ・・・・・・・・・・・・・・・・・・・・・・・・・・・・・・ 55
直接経口抗凝固薬（DOAC） ・・・・・・・・・・・ 148
低栄養 ・・・・・・・・・・・・・・・・・・・・・・・・・・・・・ 18
低カリウム血症 ・・・・・・・・・・・・・・・・・ 17，141
低カルシウム血症 ・・・・・・・・・・・・・・・ 141，143
低灌流 ・・・・・・・・・・・・・・・・・・・ 9，17，28，36
　――の指標 ・・・・・・・・・・・・・・・・・・・・・・ 17
低酸素性肝障害 ・・・・・・・・・・・・・・・・ 136，137
低ナトリウム血症 ・・・・・・・・・・・・・・・・・・・ 140
低分子ヘパリン ・・・・・・・・・・・・・・・・・・・・・ 148
低マグネシウム血症 ・・・・・・・・・・・・・ 141，143
低用量ドブタミン負荷心エコー図検査（DSE） ・・・・ 58
低リン血症 ・・・・・・・・・・・・・・・・・・・・・・・・ 141

デュシェンヌ型筋ジストロフィー（DMD）	110
電解質異常	17, 140
電解質検査	145
頭胸腹部 CT	45
特発性拡張型心筋症	5
ドプラ指標	16, 153
ドプラ法	153
トランスサイレチン遺伝子検査	96
トランスサイレチン型アミロイドーシス（ATTR）	94
トルバプタン	17, 142

な

二次性心筋症	5, 30, 43, 49
尿検査	29, 37, 105, 131, 135
ネフローゼ症候群	30

は

肺うっ血	10, 16, 22, 28
肺エコー図検査	10
肺拡散能（DL$_{CO}$）	64
肺換気-血流シンチグラフィ	62
肺高血圧症（PH）	62
肺静脈閉塞症（PVOD）	64
バイタルサイン	8, 9, 16
肺動脈圧上昇の推定	151
肺動脈塞栓症	78
肺動脈収縮期圧	12
肺動脈性肺高血圧症（PAH）	62
肺動脈造影	65
肺毛細血管腫症（PCH）	64
バソプレシン V$_2$受容体拮抗薬	143
発症年齢	49
発達歴	111
肥大型心筋症	115, 157
——様心臓	49, 53
非対称性中隔肥厚（ASH）	50, 99
びまん性心肥大	50, 99
びまん性の壁肥厚	83
病歴	9, 28
——聴取	43, 49, 55
ファブリー病	98, 102
負荷検査	30
腹水	74, 79
フレイル	23
プレドニゾロン	90
フロセミド	142, 143
プロトロンビン時間国際標準比（PT-INR）	146
ベッカー型筋ジストロフィー（BMD）	110
ヘパリン	147
弁膜異常	55, 60
補助循環	82
ホルマリン固定	118

ま

慢性血栓塞栓性肺高血圧症（CTEPH）	62
慢性心腎症候群（CRS 2型）	132
慢性心不全	28, 36
慢性心膜液貯留	71
ミトコンドリア病	115, 119
名大式心筋症精査プログラム	47
メタヨードベンジルグアニジン（MIBG）	160

や

遊離軽鎖（FLC）の測定	95

ら

利尿薬抵抗性	17
ループ利尿薬	141, 143
レニン・アンジオテンシン・アルドステロン系	128, 134, 140
漏出液	74

わ

ワルファリン	148

欧文

AKI	132
AL アミロイドーシス	94
black blood T2強調画像 MRI	156
BNP/NT-proBNP	12, 24, 122, 126, 127
classical LFLG-SAS	55, 58
CONUT	18

COPD	30
CPEO/KSS	116, 117
CRP	107
CT	65
Dダイマー	149
E/e'	16, 25, 151
exdudate	76
feature tracking法	156
GNRI	18
HFmrEF	151
HFpEF	4, 55, 151
HFrEF	4, 55, 151
Holter心電図検査	30, 37, 45, 110
low-flow lowgradient severe AS (LFL-SAS)	55
MELAS	116
MERRF	116, 117
Nohria-Stevenson分類	9, 10
paradoxical LFLPG-SAS	55
PISA法	57
PNI	18
post-cardiac injury syndromes	71
pseudo-WRF	18
ST-T異常	83
Swan-Ganzカテーテル検査	17
TAPSEの低下	25
transtubular K gradient (TTKG)	142
transudate	74
T1マッピング	155, 158
vena contracta area	58
V/Qシンチグラフィ	62, 65
worsening renal function (WRF)	132

数字・その他

^{123}I-β methyliodophenyl pentadecanoic acid (BMIPP)	160
12誘導心電図	44, 50
^{18}F-FDG PET検査	162
^{201}タリウム (^{201}Tl)	160
2群肺高血圧症 (2群PH)	66
3群肺高血圧症 (3群PH)	63, 64, 65, 66
6分間歩行試験	24, 30, 45, 65
^{99m}テクネチウム標識ピロリン酸シンチグラフィ	51, 95, 160, 162
−80℃凍結保存	117
αガラクトシダーゼ活性酵素診断	100

ザ・マニュアル　心不全のセット検査

2019年 4月 1日　第1版第1刷発行
2021年 5月 1日　　　　　第2刷発行

- ■編　集　　猪又孝元　いのまた　たかゆき

- 　　　　　　久保　亨　くぼ　とおる
- ■編集協力　衣笠良治　きぬがさ　よしはる
- 　　　　　　奥村貴裕　おくむら　たかひろ

- ■発行者　　三澤　岳

- ■発行所　　株式会社メジカルビュー社
　　　　　　〒162-0845 東京都新宿区市谷本村町2-30
　　　　　　電話　03(5228)2050(代表)
　　　　　　ホームページ　https://www.medicalview.co.jp/

　　　　　　営業部　FAX　03(5228)2059
　　　　　　　　　　E-mail　eigyo@medicalview.co.jp

　　　　　　編集部　FAX　03(5228)2062
　　　　　　　　　　E-mail　ed@medicalview.co.jp

- ■印刷所　　三美印刷株式会社

ISBN978-4-7583-1448-0　C3047

©MEDICAL VIEW, 2019. Printed in Japan

- ・本書に掲載された著作物の複写・複製・転載・翻訳・データベースへの取り込みおよび送信(送信可能化権を含む)・上映・譲渡に関する許諾権は，(株)メジカルビュー社が保有しています．
- ・JCOPY〈出版者著作権管理機構 委託出版物〉
本書の無断複製は著作権法上での例外を除き禁じられています．複製される場合は，そのつど事前に，出版者著作権管理機構(電話 03-5244-5088，FAX 03-5244-5089，e-mail：info@jcopy.or.jp)の許諾を得てください．
- ・本書をコピー，スキャン，デジタルデータ化するなどの複製を無許諾で行う行為は，著作権法上での限られた例外(「私的使用のための複製」など)を除き禁じられています．大学，病院，企業などにおいて，研究活動，診察を含み業務上使用する目的で上記の行為を行うことは私的使用には該当せず違法です．また私的使用のためであっても，代行業者等の第三者に依頼して上記の行為を行うことは違法となります．